美味的技巧，都藏在這些細

廚房裡最重要的

小事百科

正確洗菜、醃肉、燉湯、蒸蛋、煎魚，
400個讓廚藝升級、精準做菜的家事技巧

살림의 기술

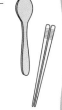

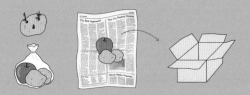

龍東姬——著　林育帆——譯

Prologue

― 作者序 ―

今天要吃什麼呢？買菜時腦海中規劃著料理的菜色、上菜後吃得津津有味、飽足後洗完碗再清理一番，這些看似簡單卻不輕鬆的工作，是每天最平凡卻也是最重要的日常小事。

只要掌握小技巧，廚房裡的大小事就會像施過魔法般變得輕鬆無比。這本書依下廚前、中、後的過程，分別介紹讓廚房家事更簡單的四百個技巧，希望能讓自認對廚藝料理一竅不通的朋友們克服障礙、增加信心，在廚房裡更加優雅自在。

主婦　龍東姬

Guide

― 本書使用說明 ―

本書分成「下廚前」、「下廚中」、「下廚後」三部分，介紹在廚房裡所需要的各種技巧。在進入各篇章前，可先透過「料理知識小測驗」，了解自己是否清楚這些廚房技巧，不過，可別因為測驗結果不理想而感到灰心沮喪，可以一邊讀著這本書，一邊檢視自己不知道的知識，或是將這本書放在廚房一隅反覆翻閱，在不知不覺中，就會對廚房料理漸漸得心應手。

別忘了，最重要的是展現自信，「這點小事我也辦得到」，一一實踐書中的知識，優雅下廚的美好生活就能成真。

CONTENTS

下廚後的清潔收納

料理知識小測驗……………160

Before Cooking
下廚前的準備技巧

料理知識小測驗

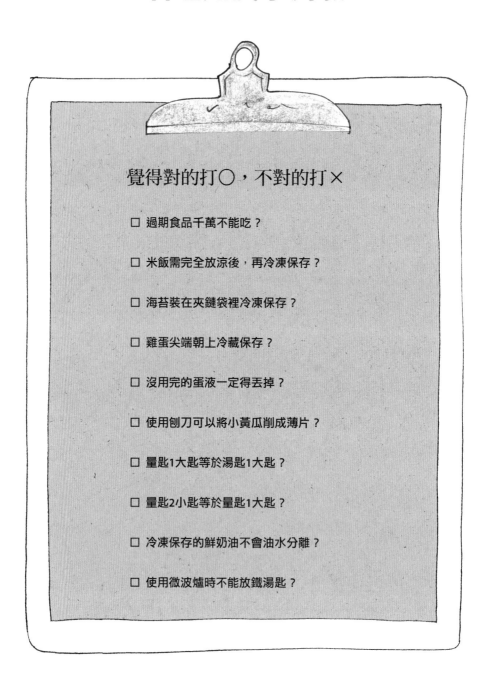

覺得對的打○，不對的打×

☐ 過期食品千萬不能吃？

☐ 米飯需完全放涼後，再冷凍保存？

☐ 海苔裝在夾鏈袋裡冷凍保存？

☐ 雞蛋尖端朝上冷藏保存？

☐ 沒用完的蛋液一定得丟掉？

☐ 使用刨刀可以將小黃瓜削成薄片？

☐ 量匙1大匙等於湯匙1大匙？

☐ 量匙2小匙等於量匙1大匙？

☐ 冷凍保存的鮮奶油不會油水分離？

☐ 使用微波爐時不能放鐵湯匙？

料理知識正確解答

過期食品千萬不能吃？ → ○ NO

　　冰箱裡的過期食品該丟掉還是吃下肚？大家肯定都曾為此傷透腦筋。用來表示食品安全性的期限可分為「有效期限」與「消費期限」，但市面上商品大多僅標示有效期限。

　　有效期限顧名思義就是指「食品能賣給消費者的期限」；消費期限意指「即使攝取該食品，但在健康或安全方面並不會有任何異狀的最終消費期限」，通常比有效期限長，因此就算超過有效期限，但只要沒有超過消費期限，就能根據食品的保存狀態加以食用。舉例來說，優格的消費期限是有效期限過後的10天之內，雞蛋則是有效期限過後的25天內。

米飯需完全放涼後，再冷凍保存？ → ○ NO

　　覺得餐餐煮飯很麻煩，或是有吃不完的剩飯時，只要放入冷凍庫，就得以保存。冷凍保存時可以先分成一人份，再裝進耐熱的塑膠容器裡保存。一般來說，我們通常不會直接將熱騰騰的飯盛裝密封，而需待完全放涼後才進行裝盒。不過，把飯放涼後再冷凍，往往感受不到煮好的米飯香，因此，如果能在熱氣騰騰時盛入耐熱容器裡密封放涼，再放進冷凍庫，就能連同水分一起保存，如此一來，退冰後依然能吃到如同剛煮好的美味白米飯。

海苔裝在夾鏈袋裡冷凍保存？ → ○ YES

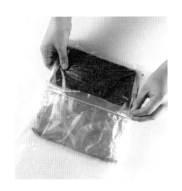

　　海苔是乾燥食品，可以保存一年左右。保存海苔時，可以每20張放進夾鏈袋裡冷凍保存。不過，放進夾鏈袋之前，如果能先把海帶裝進塑膠袋內，再將塑膠袋開口朝向夾鏈袋內側放入，海苔就不易受潮，更能有效防止海苔變軟。

　　用香油或鹽巴調味過的海苔也用相同方法保存即可，食用前只要放在乾的平底鍋上烤一下，就能吃到美味可口的海苔。

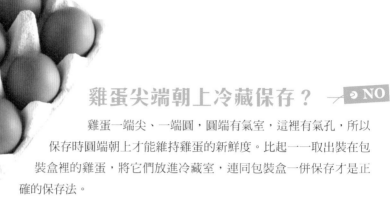

雞蛋尖端朝上冷藏保存？ → NO

雞蛋一端尖、一端圓，圓端有氣室，這裡有氣孔，所以保存時圓端朝上才能維持雞蛋的新鮮度。比起一一取出裝在包裝盒裡的雞蛋，將它們放進冷藏室，連同包裝盒一併保存才是正確的保存法。

沒用完的蛋液一定得丟掉？ → NO

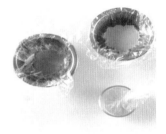

蛋殼破掉的雞蛋、只剩下蛋黃或蛋白等沒用完的蛋液，可保存一到兩週左右。先將保鮮膜鋪在小碗裡，再將蛋黃與蛋白分開盛裝，接著綁成小袋子的形狀再冷凍保存，這樣退冰後就能使用了。結凍成圓球狀後再放入夾鏈袋裡保存，使用起來十分方便。將蛋殼破掉的雞蛋，或是沒用完的蛋液打散，再利用相同方法保存即可。

蛋白放在冷藏室自然退冰後，可以用來當作麵衣或製作肉丸子；蛋黃則可用在熱炒料理或煮湯。蛋黃與蛋白混合後冷凍的蛋液，可於自然退冰後當作一般蛋液使用。

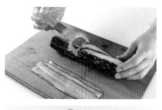

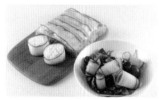

使用刨刀可以將小黃瓜削成薄片？ → YES

我們通常以為刨刀只能用來削蘿蔔或馬鈴薯皮，但它其實也是將食材刨成薄片的利器。假如你沒有信心使用菜刀將小黃瓜切成薄片，那就善用刨刀吧！用刨刀刨成薄片的小黃瓜口感極佳，適合用於製作沙拉、三明治或握壽司等料理。刨刀能刨削出均一的厚度，用來作為食材裝飾時相當方便且美觀。

量匙1大匙等於湯匙1大匙？ 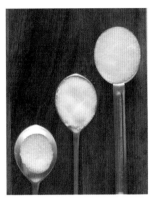 NO

　　乍看之下，量匙和湯匙的大小好像一樣，所以許多人會用湯匙取代量匙來計算用量。不過標準量匙是15c.c.，湯匙則會隨著不同尺寸而略有差異，但通常不會超過10c.c.。換言之，如果沒有量匙而以湯匙取代，材料就會出現短少情形，因此，假如沒有量匙，那麼使用量匙1大匙就必須換算成湯匙的1.5匙。做菜新手必須仔細遵照食譜上的用量，才能調出好味道，需多加留意。

湯匙1.5大匙＝量匙1大匙

量匙2小匙等於量匙1大匙？ → NO

　　量匙的1小匙是5c.c.，1大匙是15c.c.，所以1大匙等於3小匙。可是在使用上，許多人誤以為「1大匙＝2小匙」，於是計量差異，便改變了食物的味道。此外，用量匙舀粉末時，先舀滿後再用筷子刮平；舀液體時，舀滿但不至於溢出來的程度，才是正確的用量。

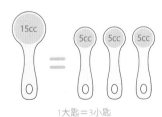

1大匙＝3小匙

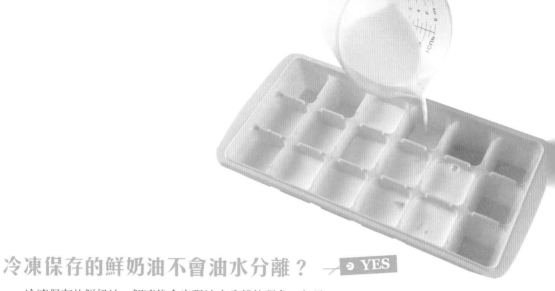

冷凍保存的鮮奶油不會油水分離？ → ➊ YES

冷凍保存的鮮奶油，解凍後會出現油水分離的現象，但是植物性鮮奶油就算冷凍後再解凍也不會出現油水分離的現象。不過，我會建議保存時先分裝成單次的分量，就如同在製作番茄義大利麵時，會以少量鮮奶油製成滑順的紅醬。建議可以先將鮮奶油倒入製冰盒裡再冷凍，取用時更為方便。

使用微波爐時不能放入鐵湯匙？ → ➊ YES

用鋁箔紙包覆的食物不能放進微波爐裡，湯匙或筷子等金屬製品也不能放進微波爐裡微波，這兩者的原因相同。

因為微波爐是利用電磁波加熱與解凍食品，如果將金屬物質放入，會造成電波反射，進而產生火花，嚴重時可能會引發火災。因此，使用微波爐時務必使用專用容器或陶瓷器皿，請切記，千萬別將湯匙、帶有金屬裝飾的盤子或鋁箔紙等物品放進微波爐內加熱。

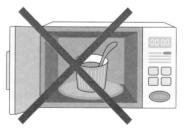

金屬物質不能放入微波爐。

─ 買菜 ─

001

先檢查冰箱再買菜

　　買菜前，建議先檢查確認冰箱裡的食材。相信每個人都有重覆購買相同食材的經驗，這種情況下通常無法一次吃完，以致我們必須食用新鮮度下降的食物，或是造成食物腐壞而扔掉。

　　為了方便一眼就能確認冰箱裡的食材，我會建議大家固定食材的保存位置。例如將雞蛋放在冰箱門下方、醬料放在冰箱門上方、水果放在最下層、蔬菜放在第二個抽屜等等，決定好自己的擺放原則。此外，最好將食材裝在透明的塑膠袋裡保存，才能一眼快速看出內容物。

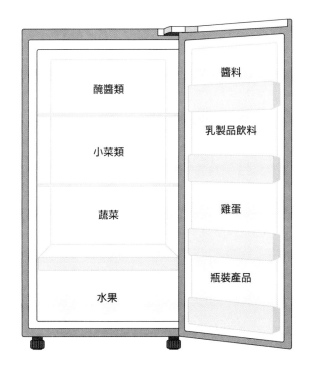

製作食材磁鐵

如果能記住冰箱裡有哪些食材，擬菜單、買菜、做菜就會變得更輕鬆。可是忙碌的日常生活中，要記住冰箱裡的所有材料並不容易，這時，只要利用食材磁鐵，一切就會省事許多。預先做好食材磁鐵，每次將買好的食材放進冰箱時，就把磁鐵貼在冰箱門上，待冰箱裡的食材全部用完，再把磁鐵拔下來。

雖然也可以寫上食材名稱再做成磁鐵，但是如果利用超市宣傳單上的食材照片剪下來黏貼，就能一眼看出各種食材，更為清楚便利。

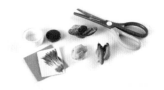
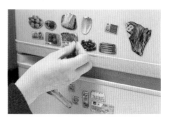

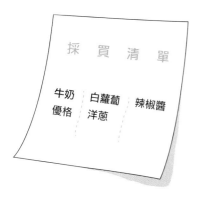

買菜前先列出採買清單

買菜前，如果能先寫下欲購買的項目，不僅能防止過度消費，同時也能縮短採買時間。生活用品用盡時，隨時記錄下來。寫購買項目時，建議先進行分類，例如可分為蔬菜類、水果類、加工食品類，採買時就能節省尋找及移動時間。

擬訂一週菜色

我們通常會利用週末一次將一星期的食材全部買齊，其中魚肉類最好盡快吃完，因此我會建議將魚肉類的菜色安排在一星期的前半段，較容易腐爛或是需趁新鮮食用的青菜也安排在一星期裡的前半段，保存期限長的蔬菜則安排在一星期的後半段。

雖然可將食材冷藏保存，但隨著時間流逝，食材的新鮮度也會跟著下降，因此若是希望料理能保有食材的新鮮度，還是建議依照這個原則來擬訂菜色。

005
蔬菜的每日攝取量是多少

成人每日必須攝取的蔬菜量平均為350公克。如果是生菜,蔬菜量約是擺在兩隻手的大小;如果是煮熟的蔬菜,蔬菜量約是一隻手的大小。以這樣的標準,就能輕鬆計算出每日的蔬菜攝取量。許多人平日大多是外食族,或是通常只會在家裡料理一餐,為了健康著想,擬訂菜色時務必讓自己能充分攝取到每日所需的蔬菜量。

006
在腦海中描繪下廚過程

採買食材時,就算不是精準到位的食譜,也可以先在腦海中模擬料理過程。在腦海中先將料理過程想過一遍,不僅能降低買到不需要的食材的可能性,還能節省時間,讓買菜變得更有效率。

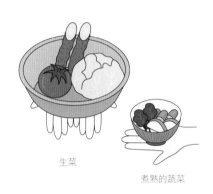

生菜

煮熟的蔬菜

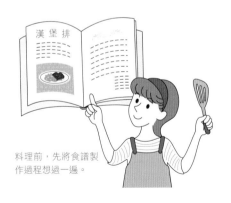

料理前,先將食譜製作過程想過一遍。

007
肚子餓時不要買菜

如果在飢腸轆轆的狀態下買菜,會買到比原先計劃還要多的食材。雖然多買幾項也無所謂,但往往會因為想要馬上吃而不知不覺拿起即食食品或調理食品。肚子餓時連平常不愛吃的食物也會覺得格外美味,因此很有可能會在試吃區衝動購物。只要沒有肚子餓,採買時做出錯誤的判斷機會就會大幅減少。

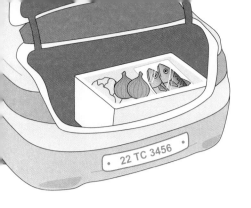

夏天必備保麗龍箱

　　炎炎夏日，車子裡的溫度有時會達到60℃以上，在這樣的情況下，即使是短程距離，食材也可能會在移動途中腐壞。夏天時，最好在後車箱內準備隔絕熱氣的保麗龍箱或保冷袋，將買來的魚、蔬菜、肉類等食材放進去，確保移動時食材的新鮮度。

選定促銷日，精打細算去買菜

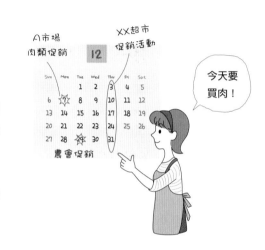

　　各家超市通常會在不同日子或不同時段進行促銷活動，掌握準確的活動時間是精打細算買菜的第一步。此外，只要接近打烊時間，新鮮食品就會打八折到五折，要善加利用不同時段的促銷活動。另外，利用集點卡、優惠券、折價卡等物品，將能省下一筆開銷，一點一滴累積起來，就會省下不少伙食費。

決定好買菜順序

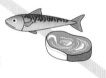

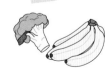

　　一般來說，超市入口處是蔬菜區，裡面才是魚肉區，但無須因為這樣就非得按照「蔬菜→魚→肉」的順序採買。尤其當你還在苦惱該準備什麼菜色時，我會建議先挑魚肉類，接著再來買蔬菜。除此之外，還必須考量到食品的新鮮度，因此先購買「調味料、加工產品」，再依照「魚肉類」→「蔬菜、水果」的順序購買會比較理想。

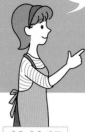

挑選好食材
是美味料理的開始

蔬菜類

茄子
建議挑選表面泛著深紫色光澤、沒有刮痕、切開的茄身剖面新鮮、蒂頭處有尖刺的茄子。

小黃瓜
切掉蒂頭的剖面新鮮、看起來不會黑黑的，表面光滑且有尖刺突起的才是新鮮的小黃瓜。有尖刺的小黃瓜較新鮮，但也有沒尖刺的品種。

甜椒
挑選色澤鮮明、形狀沒有扭曲變形、圓圓胖胖、表面沒有缺口、具有光澤、凹槽處沒有變色的甜椒。蒂頭剖面新鮮、沒有皺巴巴的為宜。

青椒
蒂頭尖銳且色澤鮮明，果肉豐厚，表面結實且具有光澤的為佳。最好挑選整體泛著深綠色光澤且顏色一致的青椒。

大白菜
外葉泛著鮮明的綠色光澤、沒有發黃或帶有斑點、白色的莖帶有光澤、葉片緊密結實有分量的為宜。小小圓圓的白菜比又長又粗的白菜好吃，建議挑選根部切面乾淨又小的白菜。如果要買切開的白菜，最好挑選剖面新鮮、菜芯沒有凸起、內部結構豐厚的大白菜。

花椰菜
建議挑選頂部密實、中間隆起、莖部沒有變色的新鮮花椰菜。開花前的花椰菜味道與營養更好。

大蒜
建議挑選外皮緊密重疊、拿起來有分量且白白胖胖、實心飽滿又乾燥的大蒜。

芹菜
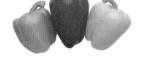
挑選帶有翠綠光澤、葉面沒有斑點、莖部不會太粗、高矮整齊劃一的芹菜為宜。

黃豆芽
挑選頂部黃色且沒有黑色斑點、莖部泛白且飽滿的黃豆芽為宜。建議挑選長度適中的黃豆芽，而非長度過長的黃豆芽。

紅蘿蔔
只要觀察莖部相連的部分就知道紅蘿蔔好不好吃，如果莖部切開的剖面越小，就表示紅蘿蔔越甜越軟嫩；如果剖面越廣，就代表紅蘿蔔太硬不夠軟。深橘色的紅蘿蔔比淺色的好吃，色澤一致且結實有彈性的為宜。

白蘿蔔
挑選表面乾淨光滑、拿起來沉甸甸有分量的白蘿蔔。最好是頂部帶有翠綠光澤、有彈性、切開時有清脆聲響的為宜。

紅薯
挑選大小和形狀一致並帶有明亮色澤的紅薯。相較於過度細長的紅薯，挑選又胖又粗、表皮色澤均勻又鮮明、毛刺少且表面凹槽不深的會比較好。切開後會變色，所以必須泡在水裡。

蓮藕

建議挑選表皮厚實無缺痕、洞口均勻未發黑的蓮藕。蓮藕也有雌雄之分，細細長長的是「公蓮藕」；長得方方正正、短短胖胖的是「母蓮藕」，帶有跟地瓜一樣的味道。切開後容易變色，因此一切開就必須立刻泡在醋水裡。汆燙時加入醋也可以防止變色。

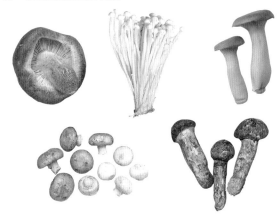

牛蒡

挑選直徑約兩公分、粗細適中、筆直、前端未裂開、沒有缺口、鬚少的牛蒡為宜。

生薑

建議挑選皮薄、分支少、圓潤飽滿、有光澤、有彈性、沒有缺口的生薑為宜。切開後的剖面新鮮且帶有深黃色的生薑，才具有濃厚薑味與香氣。

乾辣椒

色澤深暗、帶有光澤、蒂頭堅硬的乾辣椒為宜。最好挑選籽少、皮厚的乾辣椒。

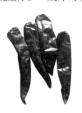

香菇類

完整無缺口、組織厚實、色澤鮮明、菇傘完整、菇柄肥厚的香菇為宜。根部色澤過深的不佳。建議最好挑選皺褶呈現黃色且皺褶內部沒有裂痕或黑斑點、菇傘未過度綻開、肉質肥厚、菇柄又粗又短的香菇。

魚貝類

鯖魚

建議挑選腹部有彈性、拿起來時魚身緊實、眼睛透亮、魚鰓是粉紅色的鯖魚。腹部呈現七彩光澤的鯖魚為佳，帶有金色花紋的堪稱是最頂級的鯖魚。背部如果有青綠色斑紋，即代表為野生魚。

秋刀魚

嘴邊泛黃光的秋刀魚代表油質豐厚且肥美好吃，建議挑選眼珠黑色明亮、魚身帶有光澤但未混濁、肉質帶有彈性的秋刀魚。

生太魚

表面泛有光澤、肉質富有彈性、眼珠透亮、魚鰓呈現粉紅色的才新鮮。

魷魚

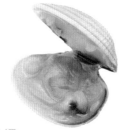

表面帶有光澤與彈性、身軀為青綠色並帶有深灰色的魷魚尤佳。眼珠清澈且向外突起的才新鮮。如果為生魷魚，摸魷魚腳時要有被黏住的感覺，才是新鮮魷魚。

長腕小章魚

身體有彈性但不光滑、眼睛向外突出的才新鮮。

大章魚

跟母章魚比起來，公章魚肉質軟嫩且味道佳。公章魚腳的吸盤大小一致，母章魚的不一致。表面不光滑的章魚才新鮮。挑選生章魚時，吸盤大且明顯、強而有力、帶有紫紅色光澤的為宜。如果是汆燙過的章魚，最好挑選用手觸摸時富有彈性的章魚。

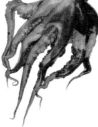

蝦

外殼透明有厚度、泛有光澤的蝦子尤佳，建議挑選鬍鬚與頭部緊密相連的蝦子。

蛤蜊

建議挑選蛤蜊肉稍微跑出殼外，且肉質緊實有彈性的蛤蜊。如果是海瓜子，挑選外殼沒有裂痕、帶有光澤、花紋明顯、外殼緊閉的尤佳。

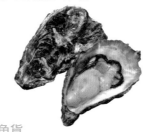

牡蠣

外殼緊閉的牡蠣才新鮮。挑選去殼牡蠣時，建議挑選肉質飽滿有彈性、帶有清澈灰色、邊緣皺褶明顯且呈現黑色的牡蠣。

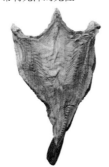

乾魚貨

挑選風乾完整、無異味、形狀整齊、帶有光澤的尤佳。

肉類

牛肉

脂肪為白色或乳白色、瘦肉呈現鮮明的粉紅色為佳。建議挑選瘦肉紋理細緻、有彈性、帶有光澤者。

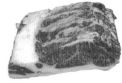

豬肉

脂肪為白色、瘦肉呈現粉紅色的豬肉才新鮮。建議挑選瘦肉紋理細緻、帶有光澤、有彈性的豬肉。

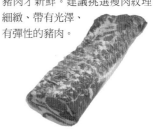

雞肉

帶有淡淡的粉紅色、有彈性、雞皮為乳白色且毛孔周圍飽滿、整副雞皮皺巴巴、雞肉與雞皮緊密相連的為佳。不建議買雞脖子或雞腿切開處泛著深褐色或黃色的雞肉。若要買切好的雞肉，建議挑選肉質肥厚結實且有光澤的。

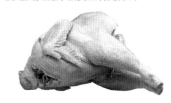

─ 廚具 ─

012 ☾

如何保養砧板

　　將使用過的砧板清洗乾淨並殺菌是相當重要的事。如果使用的是木製砧板，當食物卡在刀痕處時，細菌就會在此繁殖，因此使用過後記得用粗鹽擦拭，然後再用清潔劑擦一次，接著才用水清洗乾淨。此時，如果使用熱水清洗切過魚肉類的砧板，魚肉的味道就會滲入砧板裡，因此比起使用熱水，我更建議使用冷水清洗，用冷水刷拭後，再潑上滾水，以便去除殘餘的細菌。洗好後，可將砧板放在通風良好、陽光曝曬處，待木頭完全乾燥後再收納。

　　如果使用的是塑膠砧板，建議先用白醋擦拭，接著用清潔劑刷拭一次，最後再用清水沖洗乾淨即可。

011 ☾

至少準備兩個砧板

　　只用一個砧板處理所有食材並不是好辦法，建議最少準備兩個以上，並分成「蔬果用砧板」與「魚肉用砧板」，使用起來也比較衛生。也可依照食材種類來準備砧板，不過相較於砧板的數量，善加保養更重要。

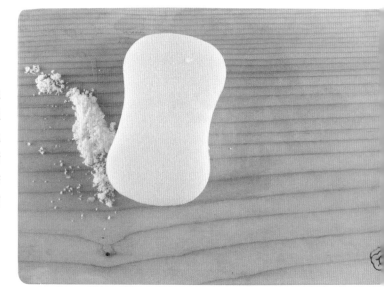

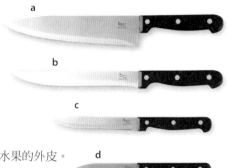
西式主廚刀

中式菜刀

如何挑選廚用刀

　　一般常使用的刀具為水果刀與菜刀，如能根據不同用途使用正確料理刀，下廚時會更輕鬆。做菜時，最常使用的基本菜刀可依刀刃形狀分為兩種，刀刃呈現流線型的為西式主廚刀，有重量且刀尖銳利，適合用來切魚肉類；刀刃呈現一字型的為中式菜刀，重量輕巧且刀尖圓渾，可用來處理蔬菜、魚肉類，十分方便。

a. 最常見的廚用刀，刀刃面積大且銳利，適合用來切肉類、
　蔬菜等大部分的材料。尖銳刀尖適用於切割肉類。

b. 既鋒利又長的廚用刀，適合用來將排骨、白切肉等肉類
　切成片，或是處理魚肉。

c. 適合用來處理西瓜或鳳梨等體積龐大的水果。烹煮
　少量食物時，可代替菜刀使用，相當方便。

d. 水果刀，體積小且輕巧，刀刃短，主要用來切或削蔬菜、水果的外皮。

菜刀各部位的功用

　　料理書經常提到要用菜刀的特定部位來處理食材，但讀者往往不知道該部位的確切位置。一般來說，「刀刃」是大家最常使用的部位，用來切割食材；「刀尖」位於刀刃前端，可用於在食材上劃刀痕、切斷肉筋、清除海鮮的內臟；「刀背」儘管不夠銳利，但卻相當適合用來切割軟嫩魚肉或是敲軟肉類；「刀根」位於刀刃尾端，主要用來挖除馬鈴薯芽眼或切割堅硬部位；「刀腹」是菜刀又寬又平的部位，用來壓碎大蒜和薑或是搗碎豆腐。

陶瓷刀

　　十分輕巧，食材不會黏在刀子上，使用起來相當方便。不是金屬材質，所以不會生鏽，亦能防止細菌繁殖，刀刃也不會染上食物的味道。此外，由於陶瓷刀不受酸鹼影響，因此不容易破壞營養素，能完整呈現食物的風味與香氣。雖然陶瓷刀具比金屬刀具耐用十倍以上，但是因為過於輕巧，對於習慣使用金屬刀具的人來說，可能會不太適應。

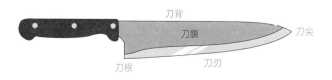
刀背
刀腹
刀尖
刀根
刀刃

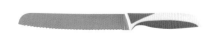

學習正確刀功

　　如下圖所示，切菜時需緊握刀柄，並用大拇指與食指握住菜刀的兩側，右腳稍微往後挪，幫助找到身體的重心。在這樣的姿態下往前推或往後拉菜刀，將食材切整齊，並搭配節奏切菜。

　　此時最重要的就是手指握住食材的姿勢，假如手指向前展開沒有彎曲，不僅切菜動作不夠自然，切菜時也無法跟上節奏，而且還十分危險。如圖所示，左手手指彎曲就像在固定食材一樣，切菜時手也跟著菜刀緩緩移動，拿著菜刀的右手，讓彎曲的手指頭的第二個關節處緊貼刀腹，較為安全。照著這樣的方法練習切切看五根白蘿蔔，刀功就會熟練許多。

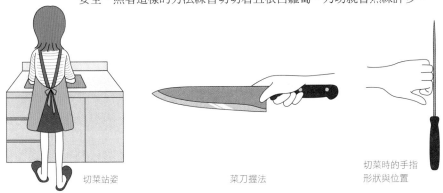

切菜站姿　　　　　　　　　　　　菜刀握法　　　　　　　切菜時的手指
　　　　　　　　　　　　　　　　　　　　　　　　　形狀與位置

讓變鈍的菜刀變銳利

　　利用鋁箔紙就能讓變鈍的菜刀或剪刀變銳利。處理菜刀時，將鋁箔紙對摺4～5次，緊貼於刀刃處摩擦即可；處理剪刀時，將鋁箔紙對摺，再重複剪幾刀，刀刃就會變鋒利。用剪刀摩擦燒酒瓶或啤酒瓶的瓶口，也是頗為有效的辦法。

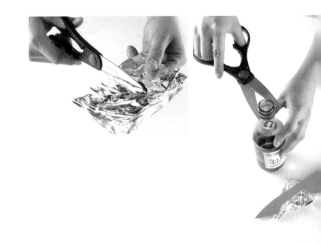

018 🌙

利用可樂除鏽

剪刀和菜刀是廚房裡經常使用的工具，往往容易囤積
污垢或生鏽，不過只要利用沒喝完的可樂，就能輕鬆將剪刀
清洗乾淨。將剪刀插放入杯子中，倒入可樂，讓刀刃可以完全浸
於可樂中，靜待10～20分鐘再清洗，可樂裡含有的檸檬酸與磷
酸，能將污垢與鏽漬去除乾淨。

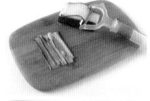

019 🌙

利用小工具削出薄絲

使用削皮器、多功能刨磨器、旋轉削皮器等工具輔助，就能
輕鬆刨削出薄絲。先用削皮器削成薄片，排列整齊後，就能用菜
刀切出均等的細絲。或是使用能一次大量切絲的多功能刨磨器與
旋轉削皮器，切起絲來就會輕鬆許多。

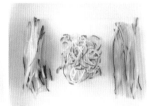

020 🌙

選擇耐高溫的矽膠廚具

假如擔心塑膠材質或品質不佳的木製廚具會釋出環境荷爾蒙等有害物質，可以選擇耐高溫的
矽膠廚具較為安心。將矽膠廚具放進滾水裡，或是用微波爐殺菌、消毒，皆不會溶出環境荷爾
蒙，可以安心使用，更無須擔心會刮傷湯鍋或平底鍋的鍋底。

若是握柄與矽膠分開的產品，只要將矽膠部分煮過就能使用，十分方便。不過用久時，矽膠
部分會變鬆，偶爾會發生矽膠與握柄分離的狀況，如想購買矽膠與握柄一體成型的產品，我會推
薦附有不鏽鋼握柄的矽膠廚具。

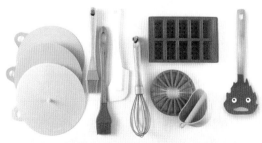

善用廚具小幫手

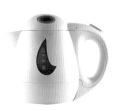

電熱水壺

煮湯料理時,萬一湯量不夠,加入熱水會比冷水好,這時如果有電熱水壺,就能快速將水煮沸,十分方便。

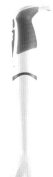

手持攪拌器

欲發泡或混合食物時使用。由於是直接抓住握柄使用,因此能透過手部攪拌,感覺食材的狀態。

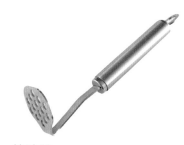

食物調理機

果汁機也是食物調理機的一種,可根據不同用途更換刀刃,進行研磨、絞碎、混合的動作。除了研磨或絞碎的功能外,食物調理機也同時具備切絲、攪拌、發泡等各種功能。

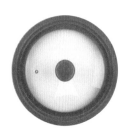

多功能鍋蓋

能廣泛使用於各種大小湯鍋、平底鍋的蓋子。它是一個蓋子,可調整大小且用途廣泛,相當方便。

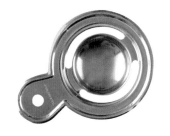

分蛋器

分蛋器能俐落地分開蛋黃與蛋白。如果沒有分蛋器,也可以使用鍋鏟。

搗碎器

搗碎器能輕鬆搗碎煮熟的馬鈴薯或地瓜等食材。

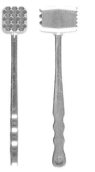

肉槌

雖然也可以使用刀背敲打肉類表面,但使用肉槌能更快速且均勻地將肉敲軟。

計時器

處理燉或蒸煮這類耗時的料理時,往往會在開火後忘記它的存在,這時如果使用計時器設定時間提醒,就能安心處理其它事。

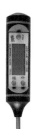

溫度計

製作炸物這類必須準確掌握油溫的料理時，如果能使用料理專用溫度計，會更加方便。

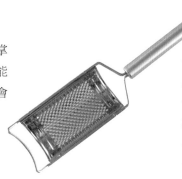

小型研磨器

比起調理機，少量研磨時使用小型研磨器會更有效率。需要少量蘋果、梨子、起司等食材，即可立刻磨成泥使用。

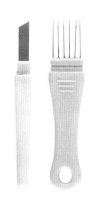

切片器

將稍微退冰的結凍肉類切成片，或是將白蘿蔔或馬鈴薯等蔬菜削成薄片時使用。

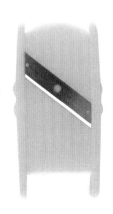

蔥絲刀

蔥絲刀不但適合用來切蔥絲，也適合用來劃開香腸。

壓蒜器

我們通常會一次搗碎大量蒜頭後冷凍保存，再一點一點拿出來使用，但如果突然需要搗碎大蒜或急需蒜末時，使用壓蒜器能帶來快速與方便。

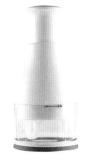

搗碎機

料理炒飯這類需要大量碎蔬菜的料理時，比起用手一一剁碎蔬菜，使用搗碎機，能更快速且均勻地將蔬菜磨碎。

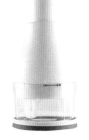

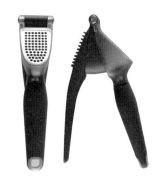

榨汁器

適用於擠檸檬或柳橙等果汁。

各種湯鍋和平底鍋

　　根據不同材質與塗層，湯鍋和平底鍋可分成許多樣式，了解每種鍋具的特徵後，再挑選符合用途的湯鍋和平底鍋。

不鏽鋼鍋

無須擔心環境荷爾蒙的不鏽鋼湯鍋和平底鍋雖然十分耐用，但它的缺點是，料理時食材會黏在鍋子上，但只要將油倒入鍋子裡後開大火熱油，接著將油擦掉，再擺上材料，食物就比較不會黏在鍋子上。為了長時間維持它的光澤度，使用後應立即清洗乾淨再晾乾。

砂鍋

砂鍋是用紅泥土製成，缺點是加熱速度較慢，不像一般湯鍋能快速將食物煮熟，不過一旦加熱，就能烹煮入味，因此適合用來燉煮湯料理。砂鍋上有細微孔隙，清潔時，容易吸收清潔劑，請多加留意。

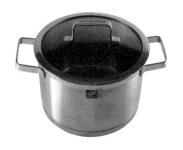

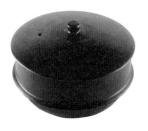

鑄鐵鍋

表面具有琺瑯塗層的金屬鍋具，相當厚重，使用起來不太方便，但優點是不易破壞營養素，並且能保留食材的風味與香氣。使用大火做菜時，食材容易沾黏在鍋子上，因此不建議使用中火以上的火候。在未加熱的狀態下放入沙拉油或水，就能開始做菜。

琺瑯鍋

琺瑯鍋具有金屬材質的堅韌性與玻璃材質的耐蝕性與耐清洗的優點，是在金屬表面塗上釉料而製成的產品。一旦表面的玻璃材質脫落，該處就會溶出重金屬，並且變得更容易腐蝕，因此使用時應注意勿造成刮傷。

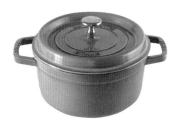

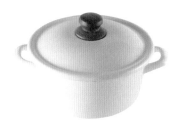

耐熱玻璃鍋

透明玻璃，煮菜時可看到鍋子裡的狀態。表面沒有細小孔隙，所以不會殘留食物氣味或變色。如果將耐熱容器疊在一起收納可能易導致破裂，應多加留意。

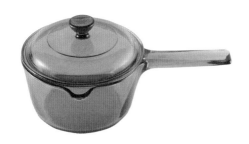

陶瓷塗層鍋具

陶瓷塗層的湯鍋和平底鍋具有極佳的熱填補率與熱傳導率，能讓食物的表面與內部均勻受熱，並且能在短時間內煮出大量料理。在高溫狀態下不會產生有害物質，所以十分安全，而且塗層也不易脫落。

不過，若是受到劇烈撞擊，塗層可能會因此裂開。在已加熱的狀態下將其泡在冷水裡時，亦會導致塗層脫落，需多加注意。此外，這類鍋具具有吸水的特性，若是泡在水裡一小時以上，很有可能會吸收遭受汙染的水。

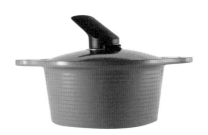

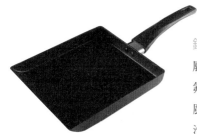

鐵氟龍塗層產品

屬於氟塑料塗層的一種，特徵是食材不會黏在鍋底上。使用鐵氟龍塗層的湯鍋或平底鍋後，一開始勿浸泡在水裡，建議先用廚房紙巾擦去油漬，放涼後再輕輕用水清洗。若是將熱鍋具浸泡在冷水裡，容易導致塗層脫落。近來受到鐵氟龍塗層產品可能含有致癌物質的言論影響，大家多半偏好陶瓷塗層產品。

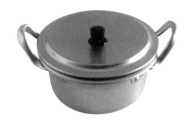

023 ☽

銅鍋對健康有害

銅鍋能快速加熱且熱傳導率佳，因此有許多人覺得使用銅鍋煮泡菜鍋或泡麵更加好吃。銅鍋是混合鋅和鎳等金屬製成的合金容器，長時間使用可能對健康有害。如果覺得丟掉太浪費，可以用它來煮抹布。

025 ☽

電磁爐的種類

電磁爐不是用瓦斯產生熱能，而是使用電力，上方有紅色光圈顯示器、感應器、加熱板等裝置。當「感應器」碰到磁體時，會跟用導電物質製成的容器產生反應，因而產生熱能。只能使用電磁爐專用容器，不能使用鋁、玻璃或瓷器等材質的容器。

優點是就算碰到人體也不會燙傷。「加熱板」運用的是加熱藏有磁熱線圈的金屬板的方式，相當耗電。「紅色光圈顯示器」的磁電線圈分布呈圓形，可加熱陶瓷板。電磁爐沒有瓦斯外洩的問題，所以比瓦斯爐安全，又容易清理，不過缺點是電費開銷較大。

024 ☽

各式不同的玻璃材質

玻璃器皿的種類繁多，外表看起來極其類似，但有的不能盛裝熱水，有的則可以放到爐火上。玻璃一旦破掉，會往四面八方飛散，務必多加留意。

為了能承受撞擊或劇烈的溫度變化，「強化玻璃」做得比一般玻璃堅硬，因此這類玻璃會用來製作湯鍋鍋蓋或盛裝熱食的玻璃杯等器皿。「耐熱玻璃」是將熱膨脹最小化的玻璃，耐熱性極佳，適用於咖啡壺、湯鍋鍋蓋、盤子、奶瓶等器皿，優點是加熱時能看見內部狀態，保溫性也很好。「超耐熱玻璃」的熱膨脹率小，就算急速加熱或急速冷卻也不會裂掉，多半用來製作像湯鍋這類能直接放在爐火上使用的產品。買玻璃產品時，務必先確認是哪種玻璃，再依用途購買適當產品。

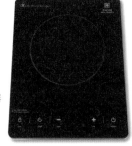

電磁爐感應器

026

如何使用烤箱的對流功能

烤箱的對流功能是運用烤箱內部的對流扇旋轉，促使烤箱的電熱線產生對流熱來烹煮食物。對流功能有助於將相同溫度的熱能傳給食材，使食材均勻受熱，同時還能縮短20～25%左右的料理時間，時間縮短後，即能節約能源。缺點是會導致食物表面有些乾燥，適合用來製作長棍麵包這類表皮乾硬的料理，或是忙碌時的快速幫手。

027

氣炸鍋

氣炸鍋是利用熱空氣來油炸食材，無須用油，所以食材不會吸收油脂，因而能做出健康的料理，是有助減少油脂攝取的產品。不僅省時，同時還能品嚐到食材原有的風味。不過，必須在食材表面塗上少許油脂，才能炸出又香又脆的滋味。缺點是不易保養。

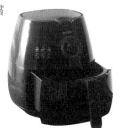

028

根據用途挑選鋁箔紙

a.鋁箔紙

急速冷凍時、烤肉或烤魚時、包裝食物時、磨變鈍的菜刀或剪刀時，都可以使用鋁箔紙。不過，將鋁箔紙放進微波爐裡會冒出火花，有可能引發火災，千萬不能放進微波爐。

b.雙面鋁箔紙

外面是鋁箔紙，裡面是白紙的雙面鋁箔紙，優點是很會吸油且熱傳導佳，主要用來包裝食品。

c.矽膠紙膜

無有害成分，適合用來烤魚或烤肉。表面有矽膠塗層，所以不太會吸油。將黏在一起的食物冷凍保存時可以夾在食材中間，烘焙時也可以鋪在烤架上使用。

d.韓紙

具吸油特性，適合用來保存油炸料理、乾煎料理等食物。此外，除臭性能佳，因此也適合用來去除異味。

e.保鮮膜

適合用來保存食物。由於保鮮膜具有極佳的包覆力，因此冷藏或冷凍食物時，可用來密封、隔絕空氣。

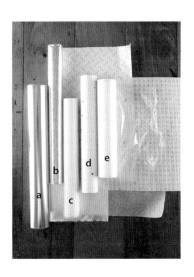

如何保存壽司竹簾

壽司竹簾有許多縫隙，就算清洗乾淨後完全晾乾，還是會讓人擔心衛生問題，而且不管保存得再好，長時間未使用的壽司竹簾還是會散發出惱人氣味。在收放前先用微波爐稍微加熱，不但能讓竹簾變乾燥，亦能同時達到消毒的作用。

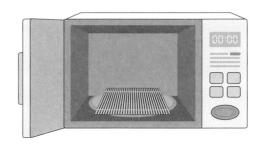

輕鬆打開瓶蓋的方法

當打不開玻璃瓶的蓋子時，我們通常會使用各種方法，像是戴上橡膠手套轉動瓶蓋，或是將橡皮筋繞在蓋子上再開，也會用熱水燙熱瓶蓋等等。這些方法中，最有效的方法，莫過於是在玻璃瓶與金屬蓋子之間製造一個小縫隙，解除玻璃瓶內部的真空狀態。

如圖所示，選擇一根一字型的鏍絲起子，厚度與瓶蓋之間的縫隙差不多，插入縫隙裡，再輕輕扭轉蓋子，聽到空氣跑進去的聲音後，就能輕鬆打開瓶蓋了。

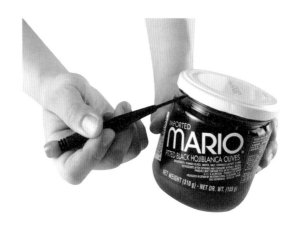

— 食材保存 —

031 ◑

廚房必備物品：貼紙與標籤

　　寫下食材的名稱與製造日期後，黏貼於上，不只是良好習慣，也是必要的工作。冷藏室和冷凍庫不是永久保存的天堂，我們應當熟知食物可使用的期限。只要在貼紙或標籤上寫下名稱與製造日期，就能防止自己忘記冰存了哪些食物，避免存放過期、導致浪費，是打理廚房的必備習慣之一。

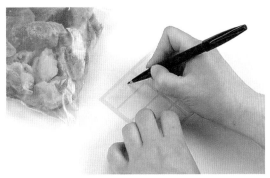

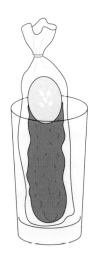

032 ◑

延長小黃瓜的新鮮度

　　通常會將沒吃完的小黃瓜放在塑膠袋裡保存以免變乾，此時建議將切面處朝上立起，再保存於冰箱的蔬菜櫃內。立起來保存時，可善加利用杯子或牛奶盒。這樣的冰存方式，可以保存4～5天左右。

033 ◐

南瓜去籽後再保存

　　沒切開來的南瓜可以擺上好一段時間，可是一旦切開，南瓜就會隨著時間慢慢從蒂頭處開始腐壞。如果家裡有切開來的南瓜，可以去籽後再挖出果肉，再用保鮮膜牢牢包起來並放進密封袋內，並放入冰箱蔬菜櫃，就能保存久一點。

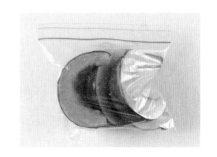

034 ◐

冰箱裡的青蔥花盆

　　青蔥是放在醬料裡或是最後用來提味時，才會少量使用的食材，屬於很難一次就全部用完的材料。如果想長時間保存新鮮青蔥，可以先將泥土去除，然後在未切掉根部的狀態下拔掉泛黃的葉子與枯葉。第一階段處理完後，預留根部的1mm左右再剪掉，但不要完全剪光，這樣蔥的水分才不會流失，也能維持新鮮度。將剪成15公分長的青蔥根部朝下，整齊插在鋪有濕廚房紙巾的寶特瓶裡，立起來放在冰箱門上保存，使用時再一支一支拿出來，十分方便。

035 ◐

防止蒜末變綠的方法

　　用來當佐料使用的大蒜，要使用時才搗碎相當麻煩，所以我們通常會一次搗許多量再保存起來，可是如果放在冰箱後再取出使用，蒜末有時候會變綠。許多人會擔心變綠的大蒜是否能夠使用？變綠只是蒜酶作用下所產生的現象，並不影響食用安全。如果想避免大蒜變綠，可以將蒜末冷凍保存，或是搗蒜末時放些鹽巴，就能降低變綠現象。

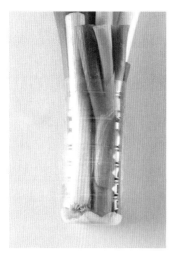
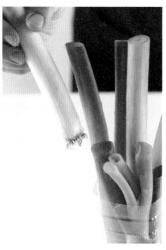

036
讓黃豆芽保持新鮮的方法

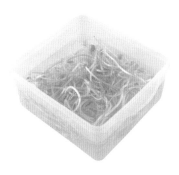

　　將黃豆芽裝在密封容器裡，倒入能蓋過黃豆芽的水量再冷藏保存，只要每3～4天換一次水，就能維持住黃豆芽的新鮮度。

037
在存放蔬菜的塑膠袋內吹氣

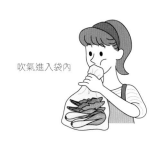

吹氣進入袋內

　　青江菜、菠菜這類葉菜類蔬菜沒用完時，我們通常會放進塑膠袋內冷藏保存，這時如果能在密封塑膠袋前先大力吹一口氣，讓二氧化碳進入袋子裡，就能延長青菜的保存時間。

039
如何防止高麗菜變黑

　　將高麗菜放在冷藏室保存，菜心會變黑。想要防止菜心變黑，可以先挖除菜心，再蓋上一小塊的廚房紙巾，放到塑膠袋裡冷藏保存，這樣高麗菜就不會變黑了，而且也能保存好一陣子。

038
如何活用萵苣的外葉

　　我們通常會剝掉一兩片萵苣的外葉後才使用，不過別把剝下來的外葉丟棄，可以先留下來，用它來包裹煮菜後沒用完的萵苣，然後再裝進塑膠袋裡保存，這樣就能維持萵苣的新鮮度。比起用菜刀切萵苣，我更建議徒手剝萵苣葉。

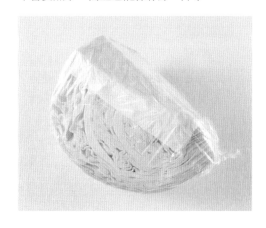

用報紙包覆蓮藕

相較其他食材，蓮藕算是較易保存的食材。利用濕報紙包裹尚未切開的蓮藕後裝進塑膠袋，再放到冰箱蔬菜櫃保存，新鮮度能維持一星期左右。如果是切開的蓮藕，可以先放進密封容器，並倒入能完全蓋過蓮藕的水量，再放進冰箱保存即可。通常兩週過後蓮藕含有的維生素C就會流失，所以最好盡快使用。

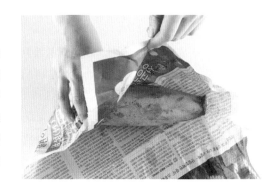

將鳳梨倒過來保存，甜度會升高

鳳梨下端甜度高，靠近葉子的部分甜度低，如果想讓甜度均勻分布，可以將鳳梨葉朝下，倒插在長型容器裡，大約一個晚上即可。

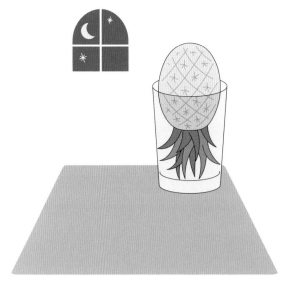

豆腐汆燙後再保存

豆腐水分多，是容易腐壞的食材之一。市售的豆腐盒裡面之所以有水，就是為了要防止豆腐腐壞。裝水保存即能維持豆腐的水分與香氣，因此建議保存時在容器內倒入足以蓋過豆腐的冷水量，並用保鮮膜牢牢蓋好，再冷藏保存。如果想要保存久一點，可以在滾水中加些鹽巴，再稍微汆燙一下，待豆腐冷卻後泡冷水冷藏保存即可。

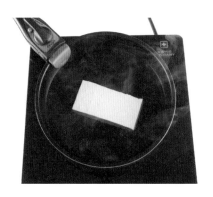

高湯分裝成一次用量

　　每次要用高湯時才進行熬煮是相當麻煩的一件事，如果能事先煮好1～2週的分量，放在冰箱裡保存，不僅能縮短料理時間，也能讓料理過程更加輕鬆容易。2～3天未使用的情況下，最好冷凍保存。冷凍時，務必分裝成一次用量，以方便使用。

　　一次用量不是指一人份，而是將全家人一次使用的分量裝進夾鏈袋或是消毒乾淨的鮮奶瓶等容器內，標上名稱與製造日期後冷凍起來。裝在夾鏈袋內冷凍時，如果能平放在盤子上，結凍後再將凍成扁平的高湯袋立起來保存，就能節省空間。

　　將高湯裝在鮮奶瓶或夾鏈袋裡冷凍起來，一拆開就能立即使用，十分方便。如果高湯的使用量只有2～3大匙，可以將高湯裝在製冰盒裡冷凍，再裝到夾鏈袋裡冷凍保存。

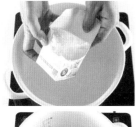
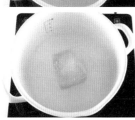
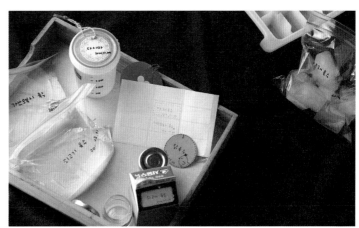

冷凍庫只是臨時保存區

　　冷凍庫不是讓食材永遠不會腐壞的魔術倉庫，它只是維持食材新鮮度，讓食材吃起來依舊美味的臨時保存區。冷凍庫門的層架上擺放堅果類、水餃等經常使用的食品，不常使用的食品放在上層與下層，經常使用的食品則收納在中間抽屜裡。火腿、香腸這類肉類加工品的保存期限通常是1～2個月，魚類是4～6個月，絞肉是6個月，雞肉或鴨肉是4個月，蔬菜類則不超過6個月。將類似的食材放在一起保存，能防止食物沾上其它氣味。

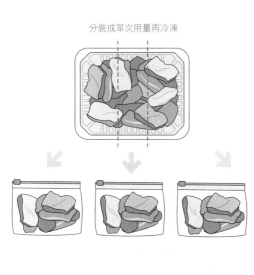

分裝成單次用量再冷凍

冷凍時要少量分裝

為了吃到新鮮食物,將買來的食材一次用完是最理想的狀態,可是我們每餐吃的分量十分有限,食材販售量與我們的食量不可能相同,因此不得不將食材冷藏或冷凍保存。尤其是存放期限較長時,我們通常要冷凍保存。

冷凍時務必謹記一個原則——食材必須分裝成單次用量。如果覺得分裝太麻煩而整個冷凍起來,當我們只需要使用少量食材時,就非得將結凍的食材全部取出,即使只是短暫放在常溫下再重新冷凍,食材的風味與品質也會因為表面融化後又再次結凍而改變。仔細想想自己家裡的單次用量與常煮的菜色,然後依照用途少量分裝再冷凍。

冷凍原則是壓得薄薄平平的

將食材攤平裝起後再冷凍,冷空氣就能快速傳達至內部,進而縮短冷凍時間。退冰時熱氣也能快速傳送,縮短退冰時間。不僅如此,將冰凍的食材立起來保存,能有效使用冷凍庫空間。

製作食材標籤夾

食材放進夾鏈袋裡冷凍保存時,一旦食材結凍了,往往難以分辨裡面的物品,所以最好標上食材名稱。只要預先做好寫上經常冷凍的食材名稱的夾子,使用時就更為方便。將寫上名稱的標籤貼在夾子上,再夾到夾鏈袋上,如此一來,只要看夾子就能輕鬆取出食材。

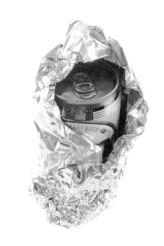

048

加快冷凍速度

短時間內冷凍才不會讓食材裡的水分子變大，進而能維持食材的新鮮度。若想縮短冷凍時間，最好使用鋁箔紙或金屬托盤。如果冷凍時能在用塑膠袋或夾鏈袋包裹的食材外層再裹上一層鋁箔紙，或是將食材放在金屬托盤上，讓食材表面接觸托盤，就能加快傳導的速度，迅速冷凍食材。為了讓客人喝到清涼啤酒，我們有時也會將啤酒放到冷凍庫，這時如果善用鋁箔紙，包好啤酒再放入，就能盡早暢飲到清涼啤酒。

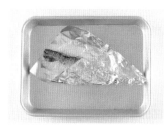

049

如何冷凍蒜末和薑末

要用薑和大蒜時才逐一搗碎使用是相當麻煩的事，所以我們通常會一次搗好2～3週左右的使用量，再慢慢使用。假如整個冷凍保存起來又會不好分開，使用時也不方便。這時，可以將搗碎的蒜末或薑末放進塑膠袋內再壓平，然後用桿子或筷子等工具壓出適當間隔，再放到金屬托盤上，送進冷凍庫冷凍。兩小時後，沿著壓出來的凹槽切下去，再重新裝到夾鏈袋內保存，如此一來，不僅不會沾到其它食物氣味，又方便保存。

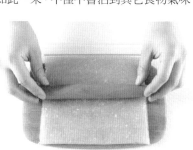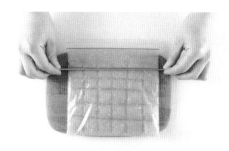

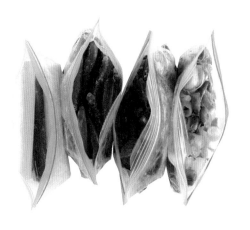

050

如何保存蔥和辣椒

　　蔥和辣椒是用來當作少量佐料的材料，很難一次將整把蔥和整袋辣椒全部用完，建議將沒用完的蔥和辣椒切成方便使用的大小，再冷凍保存。為了方便拿來當作佐料使用，可以預先切好再裝在夾鏈袋裡冷凍起來，或是將蔥切成10公分長的蔥段，辣椒則是順著形狀切片，切好再冷凍即可。需要時直接取出且不用退冰就能立即使用。

051

製作新鮮的巴西里粉

　　將整捆買回家卻沒用完的巴西里冷凍起來，再用手剁碎，就能輕鬆製成巴西里粉。無須退冰，剁碎後就能馬上使用。

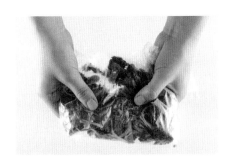

052

將絞肉製成小團狀再冷凍

　　想要煮出入味又好吃的料理需要運用到絞肉。將絞肉分成單次用量再冷凍保存，讓使用時更為方便順手。將絞肉放進夾鏈袋內鋪平，接著用筷子壓出凹痕再冷凍，需要時再切下來使用。此外，也可以把絞肉放在保鮮膜上，鋪成長條狀再捲起來，一節一節捏成小小團狀再冷凍，以便日後切下來使用。

053 🌙

保存乾魚貨的方法

　　乾魚貨水分少，密封後存放於通風陰涼處即可，但溼氣重的夏天，乾魚貨容易受潮發軟，導致風味變質，因此如果保存期限較長時，建議冷凍保存比較好。不過，若是將乾魚貨放在冷凍庫，其它食物容易沾附其氣味，且乾魚貨的碎屑掉落也可能會弄髒冷凍庫。建議原封不動地維持小魚乾、魷魚、明太魚脯、海苔等乾魚貨的形狀，然後用保鮮膜或紙張包起來，放到夾鏈袋內妥善密封再冷凍保存。為了不讓氣味相混，乾魚貨最好另外保存。

054 🌙

沒吃完的吐司需冰冷凍庫

　　濕度越低，麵包老化越快，尤其是介於0～10℃時老化得更快，因此相較於冷藏室，放在冷凍庫保存更理想。擠出包裝內的空氣再牢牢密封，然後保存於冷凍庫即可。

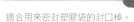

適合用來密封塑膠袋的封口棒。

055 🌙

將塑膠袋的醬料完整裝入容器內

　　將裝在塑膠袋裡的味噌醬和辣椒醬擠入容器後，袋內往往還會留下一些醬料，這時只要將塑膠袋放到冷凍庫，剩下的醬就會結塊，即能輕鬆的剝除，將剝下來的結塊醬料裝入容器裡，就能毫不浪費的保存了。

056 🌙

自製晶瑩剔透的冰塊

　　製作清涼飲料的冰塊越是晶瑩剔透，沁涼感越加分。通常冰塊拿到常溫下就會變得白白霧霧的，因此若是想要做出晶瑩剔透的冰塊，建議先將水煮開，放涼後再冷凍。

057 🌙

如何自製賞心悅目的香草冰塊

　　在飲用水裡添加一些檸檬或香草再喝，香氣會讓心情加倍愉悅。在製冰盒裡放入花瓣、香草或檸檬片，倒水後再冷凍，製作出來的冰塊不僅美觀，而且冰塊融化後，花和香草的香氣也會自然地滲透到水中，成為冰涼天然的花草水。

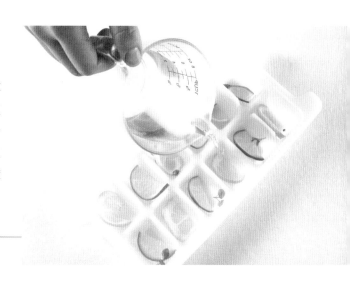

可常溫保存的食材

假如所有食材都放入冰箱，冰箱空間肯定不夠用，
因此建議將可以常溫保存的食材放在置物架上。

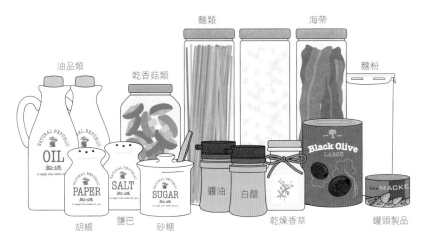

不用冰在冰箱保存的蔬菜

假如洋蔥、紅蘿蔔、南瓜、白蘿蔔、牛蒡等蔬菜占
用了冰箱的空間，建議將這些食材取出，將空間讓給其
它食材，這些蔬菜存放於通風良好的陰涼處即可。

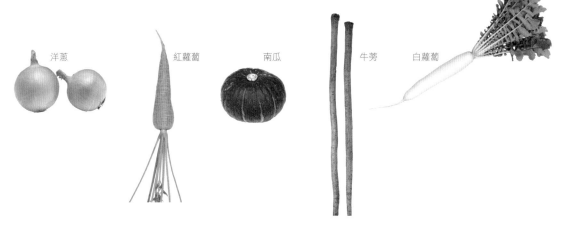

060 ☾

不適合冷藏的馬鈴薯

　　大家一定都曾有放在冰箱裡的馬鈴薯味道變得不太對勁的經驗，這是因為如果將馬鈴薯冷藏保存，澱粉會轉化成糖分，導致馬鈴薯味道改變。此外，馬鈴薯一旦暴露在陽光下就會發芽，因此最好用報紙包起來再裝到箱子裡，並存放於陰涼處。保存馬鈴薯時，如果能放一顆蘋果在旁邊，蘋果釋放的乙烯氣體可延遲馬鈴薯發芽的速度。

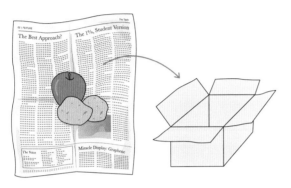

將馬鈴薯和蘋果一起包在報紙裡，再裝到箱子內，放在陰涼處保存。

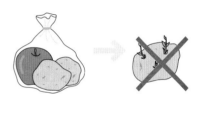

蘋果釋放的乙烯氣體可抑制馬鈴薯發芽。

061 ☾

白米裡放入乾辣椒

　　炎熱夏季，白米裡容易長蟲，如果能事先將乾辣椒放在米桶裡就不易長蟲，而且也能保存久一點。辣椒的辛辣味能防止白米長出米蟲。

062 ◔

讓鹽巴保持乾燥的保存法

　　放一些炒過的白米在鹽巴罐裡，就能防止鹽巴受潮。將炒好的白米放在小網袋內密封起來，再放進鹽巴罐內，待白米變成褐色時再更換。此外，鹽巴受潮時，只要放到烘焙紙上，用微波爐加熱30秒，就能恢復乾燥。

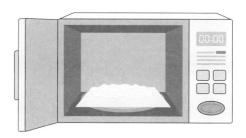

063 ◔

如何讓發軟的海苔變酥脆

　　海苔怕水又容易受潮變軟，一旦變軟，就無法品嚐到原有的口感，這時只要將變軟的海苔放到微波爐裡微波一下，馬上就會變得又酥又脆。或是切得小小的碎片，做成海苔酥也很美味。

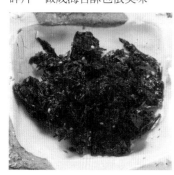

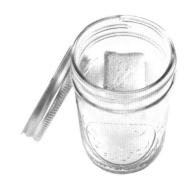

064 ◔

用吐司消除砂糖結塊

　　容器裡的砂糖結塊時，我們通常會用筷子將砂糖攪碎，或是搖晃容器將塊狀物弄碎。也可將吐司切成一口大小放進容器裡，蓋上蓋子靜置5～6小時，讓吐司吸收容器裡的水分，塊狀物就會散開了。紅砂糖結塊問題較嚴重，遇到這種情況時，可以將一小片蘋果放進容器裡，兩天後紅砂糖就會再次回到原來的狀態。

065

真空包裝天然果醬

　　若想長期保存費盡千辛萬苦才做好的果醬，最好採用真空保存的方式。將果醬裝進消毒過的瓶子內並蓋上蓋子，再放到滾水中煮20分鐘，這時只要將布鋪在鍋子裡，玻璃瓶就不會滾來滾去。或是將熱果醬放進瓶內後馬上蓋緊蓋子，倒過來靜置半天，就能以真空狀態保存1個月。

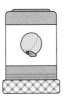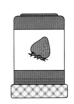

將熱果醬裝入瓶內再倒過來靜置。

066

如何保存沒吃完的餅乾

　　不管再怎麼密封沒吃完的餅乾，下次要吃的時候還是會因為餅乾變軟而丟棄，可以放入一顆方糖一起保存，方糖會吸收濕氣，有效防止餅乾變軟。或是將餅乾裝在器皿裡，微波十秒鐘，餅乾就會變得又酥又脆。

放入方糖

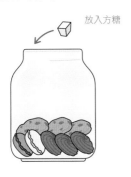

067

常溫保存起司粉

　　起司通常會冷藏保存，但是起司粉常溫保存即可。如果將起司粉進行冷藏，容易因為濕氣而結塊。

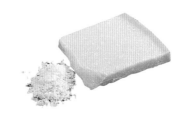

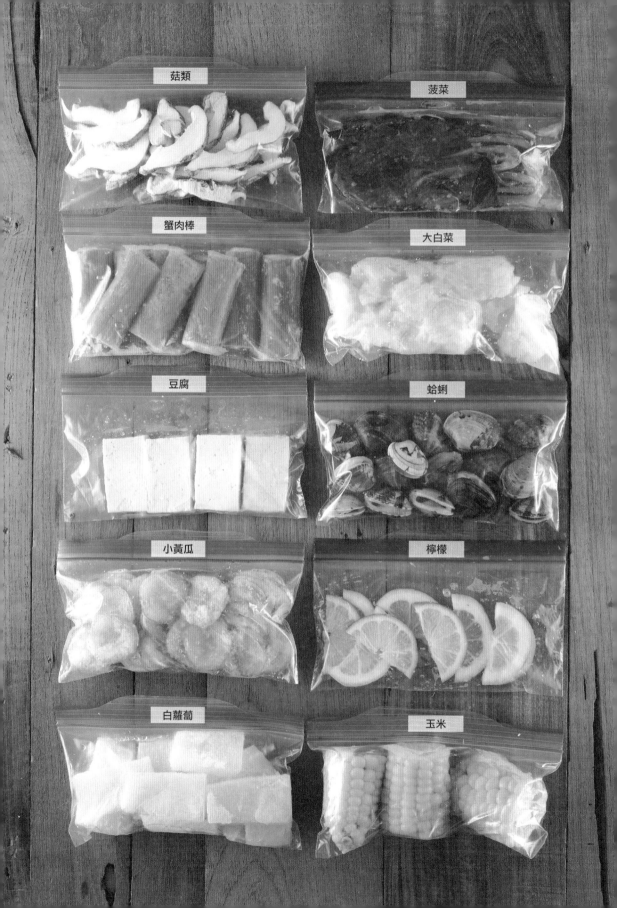

菇類	菠菜
蟹肉棒	大白菜
豆腐	蛤蜊
小黃瓜	檸檬
白蘿蔔	玉米

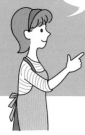

這些食材也能冷凍

菇類

去掉菇類根部後直接冷凍。將冷凍香菇放到熱食中使用，味道及形狀不會有太大改變。切掉香菇根部後整朵冷凍，或是切成薄片再冷凍。金針菇或鴻喜菇則是先切掉根部，分成方便食用的分量再冷凍。杏鮑菇也可以整朵冷凍，但如果能撕成長條狀再裝到夾鏈袋內冷凍，使用時會更方便。建議可以根據不同用途將香菇切成圓片狀或豎起來切成薄片再冷凍。

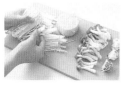
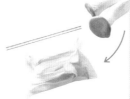

蟹肉棒

每根蟹肉棒都有塑膠套，可以連同包裝一起冷凍，或是分成方便使用的分量，裝進夾鏈袋再冷凍。退冰再使用，味道也不會有太大改變。

豆腐

沒用完的豆腐冷凍保存，可以嚐到與眾不同的新口感。冷凍豆腐退冰後，豆腐的肌理會因為水分流失而變得跟海綿一樣，適合油炸或熱炒。

小黃瓜

直接將小黃瓜冷凍，苦澀味會加重，因此建議醃過後再冷凍。用鹽巴醃切成圓形薄片的小黃瓜以去除水分，再裝到夾鏈袋內鋪平冷凍。退冰後可用來製作沙拉、三明治、炒小魚乾等料理。

白蘿蔔

白蘿蔔是相當好用的食材，只要在湯料理中加些白蘿蔔，湯就會散發出清甜好滋味。將沒用完的白蘿蔔切成薄片，放進夾鏈袋再冷凍起來，必要時取出需要的用量，就能用於湯料理等菜餚中。

菠菜

用冷水清洗稍微汆燙過的菠菜再將水分擰乾，接著用保鮮膜將單次用量包起來再冷凍。退冰後可以直接拿來做涼拌菜或煮湯。沒煮過的菠菜也可以直接冷凍，退冰後的口感跟汆燙過的菠菜類似，方便用來做涼拌菜。不過，結凍的菠菜容易碎掉，所以退冰時要注意。

大白菜

稍微汆燙一下切好的大白菜，接著用冷水清洗再去除水分，然後分成單次用量再冷凍。由於冷凍前已去除大白菜的稀疏部分，所以可以馬上拿來煮韓式大醬湯或熱炒料理，縮短做菜時間。

蛤蜊

蛤蜊吐沙後，洗淨再連殼冷凍起來，無須退冰即可立即使用。

檸檬

檸檬可用來增添香氣，不過通常無法一次用完，將沒用完的檸檬切成薄片，每一兩片用保鮮膜包起來，再放到夾鏈袋內冷凍保存，需要時取出就能使用。

玉米

附有外皮的玉米無須剝皮，直接用保鮮膜包起來再冷凍，也可以剝掉外皮稍微蒸一下再放涼，然後切成圓柱狀再用保鮮膜包起來，裝進夾鏈袋後進行冷凍。要吃的時候可以連同保鮮膜一起放入微波爐內加熱，或是連皮放入滾水中烹煮，不會影響其味道。

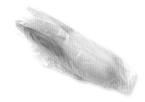

烹飪用語

068

湯料理的比例

在韓國，「一小碗的湯」指的是在魚、肉、蔬菜等食材中倒入大量的水後調味煮成，料和湯的比例是3：7或4：6左右，湯的比例多出許多，喝的時候會各別裝在自己的碗裡。「燉湯」是取少量的水，放入肉、豆腐或蔬菜等食材，再用醬料調味煮成的湯料理，料和湯的比例是6：4左右，喝的時候大家會共用一個器皿一起吃，或是分裝到各自的碗裡。「一大鍋的湯」是「一小碗的湯」的尊稱，也意指祭拜時所使用的料多湯少的食物。「火鍋」是將魚貝類、香菇、蔬菜等食材放入醃過的牛肉或豬肉裡，再倒一些湯煮來吃的即食料理。

069

煮開

湯或火鍋食譜裡經常會出現「煮開」的字眼，指的是煮到沸騰的意思。換言之，意指湯煮滾後鍋子邊緣開始冒泡，然後持續滾到泡泡跑到鍋子正中央為止。

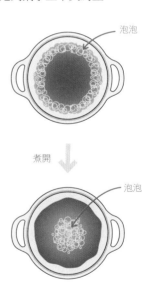

旺火、大火、中火、文火

　　做菜時火候控制相當重要，因為不同火候會影響食材的烹調時間與入味程度。弄懂食譜中「旺火」、「大火」、「中火」、「文火」是什麼狀態，讓料理更成功。旺火的火焰大小會完全蓋住廚具底部，需要快炒或爆香時，可用旺火處理；大火的火焰尾端會碰到鍋底，但不會蓋過整個鍋子，通常汆燙、熬煮或油炸時會使用大火；中火的火焰尾端不會碰到鍋底，適合需要長時間燉煮的紅燒料理或是必須煮出食材風味的料理；相較於中火，文火的火焰又小又弱，燜飯或是不想讓燉湯等料理冷掉時會使用文火。

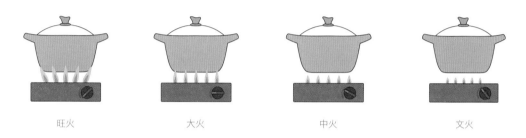

旺火　　　　　大火　　　　　中火　　　　　文火

紅燒vs燉

　　「紅燒」是讓醬汁的味道完全滲入食材裡，然後煮到湯汁幾乎收乾為止；「燉」是讓湯湯水水蒸發以減少水量。因此「紅燒」才是紅燒魚等紅燒料理的正確說法，湯料理則是用「燉」。

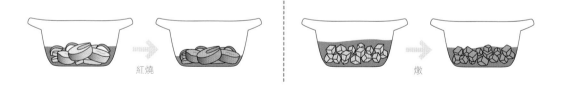

紅燒　　　　　　　　　　　　　燉

擰乾水分vs瀝乾水分

　　汆燙或水煮過的食材，我們通常都會去除水分後才使用，這時可分為盡可能去除水分的方法與保留少許水分的方法。製作涼拌菠菜時一定要擠出菠菜的水分，不過涼拌黃豆芽只需要用篩網瀝掉黃豆芽的水分即可。靠手的力量擠出水分的方法稱為「擰乾水分」，在篩網上自然過篩以去除水分的方法稱為「瀝乾水分」或「滴乾水分」。

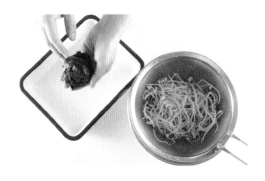

文火慢燉

　　我們通常會說「文火熬煮」、「文火燉爛」，這裡的「文火」指的是用小火長時間慢慢熬煮的意思。這是將粥或燉菜這類料理的食材幾乎煮爛時所使用的說法。

水煮vs汆燙

　　雖然「水煮」和「汆燙」都是將食材放到滾水中煮熟，但是有時間上的差異。水煮是長時間烹煮，像馬鈴薯或肉塊這種較硬實的食材就需要用水煮；汆燙是將肌理柔軟的食材放入滾水中快速煮熟，像是葉菜類蔬菜，就要用汆燙的方式。順道一提，白蘿蔔、馬鈴薯、紅蘿蔔這類根莖類蔬菜必須放在冷水中水煮或汆燙。此外，根據滲透壓原理，水煮或汆燙時，如果可以在水裡加些鹽巴，將能有效防止食材的風味與養分流失。

加水醃漬

　　意指水滿到要蓋過湯料或是要醃漬的東西，通常也會使用「熬到湯汁濃稠但醃過料」等說法。製作辣炒雞湯、蘿蔔葉泡菜、燉排骨等料理時會所使用的料理手法。

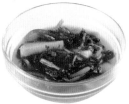

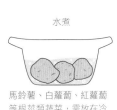

水煮

馬鈴薯、白蘿蔔、紅蘿蔔等根莖類蔬菜，需放在冷水中烹煮。

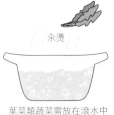

汆燙

葉菜類蔬菜需放在滾水中快速汆燙。

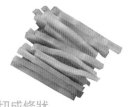

切成條狀
切成細長狀的方法。將切成
薄片的食材再進行縱切。

食材的各種切法

切塊
切成像辣蘿蔔塊泡菜一樣，
四四方方的正立方體形狀。

切成小方塊
煮清湯或醃蘿蔔泡菜時的蘿
蔔切法。先切成長方體，再
切成扁平的四方形。

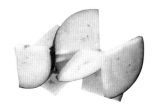

切成四分之一圓
將紅蘿蔔或櫛瓜等食材對半
縱切，再切成厚厚的半月
形，然後再對切成一半。

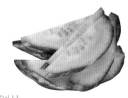

切斜片
平放小黃瓜或蔥等細長狀的
食材，再往某側斜切。

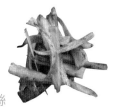

刨絲
將食材削成一絲絲的形狀，
主要用來處理牛蒡。

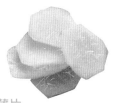

切薄片
切成適當厚度的方法。主要
用來切大蒜、薑等食材。

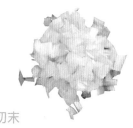

切末
將肉、蔬菜或是要放到醬料
裡的食材切碎的方法。

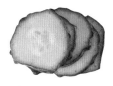

切厚片
橫放小黃瓜、白蘿蔔、紅蘿
蔔等又圓又長的蔬菜，再以
0.4～0.7公分的間距切成圓形
厚片的方法，也可稱為「切
圓片」。

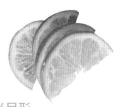

切半月形
放到燉湯或火鍋裡的食材的
主要切法。將好幾片已經切
成圓形厚片的食材疊起來，
再從中間對切成半月形。

削成圓柱狀
像削水果皮一樣，用手抓住
食材，一邊轉一邊削成薄片
的方法。主要用於去除小黃
瓜、紅棗等食材裡面的籽。

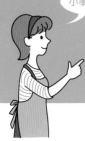

小事百科的第三堂課

令人好奇的 食品添加物

　　為了讓食品保存得更久，並讓味道、香氣、形狀完美而添加的添加物稱為「食品添加物」。韓國雖然規定唯有通過嚴格評估且取得安全認證的添加物才可使用在食品中，但即使是被允許使用的食品添加物也會有誤用的情況，而且攝取過多也有害健康。瞭解食品添加物有哪些種類，並於購買食品時仔細檢查包裝上的成分標示，盡量減少食用的機會。

酸味劑
增加食品的酸度與酸味。
→檸檬酸、冰醋酸、琥珀酸、葡萄糖酸等。

抗氧化劑
防止脂肪腐敗與變色等變質的問題，延長食品的保存期限。
→丁基羥基茴香醚、二丁基羥基甲苯、抗壞血酸鈉、二氧化硫等。

增量劑
不會對食品本身的重量造成影響，卻能增加食品體積的氣體或其它物質。
→丙二醇。

著色劑
添加食品色澤或是讓原本的顏色更明顯。
→紅色2號、黃色5號、綠色3號等。

護色劑
穩定、維持或是強化食品的色澤。
→亞硝酸鈉、硝酸鉀、硝酸鈉等。

乳化劑
將兩種以上不會混合的物質製成混合物，或是讓這些物質維持混合狀態。
→脂肪酸甘油酯、去水山梨醇脂肪酸酯等。

軟化防止劑
讓蔬果類的組織變硬，或是讓蔬果類與凝膠形成劑相互作用，以形成凝膠。
→檸檬酸鉀等。

增香劑
強化食品的味道與香氣。
→麩胺酸鈉（MSG）、鳥苷酸鈉、甘胺酸等。

防腐劑
保護食品免於受到微生物汙染，延長保存期限。
→山梨酸、苯甲酸、苯甲酸鈉、亞硫酸鈉等。

甜味劑
增加食品的甜味。
→阿斯巴甜、山梨糖醇、甜精、糖精鈉等。

漂白劑
破壞色素讓顏色變白，或是在使用著色劑之前先漂白。
→低亞硫酸鈉、二氧化硫。

殺菌劑
殺掉腐敗細菌或一般細菌等，以提高食品的保存性。
→次氯酸鈉、漂白粉、高效次氯酸鹽等。

下。廚。前

― 如何計量 ―

077

磅秤

測量食材重量時，會需要使用磅秤，居家磅秤只要能測量兩公斤左右的重量即可。使用指針磅秤時，先確認指針是否指向「0」，再將食材擺到秤盤中間。讀取刻線時，視線要齊平才能準確讀出正確數值。

與指針磅秤比起來，電子磅秤不但讀取方便，使用起來也很簡單。將食材盛裝在器皿內測量時，先將器皿放到磅秤上測量重量，再從總重量裡扣掉器皿的重量；或是先按歸零鍵讓重量歸零，再將食材擺上測重。

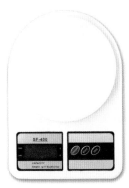

電子磅秤

078

量匙、量杯

量匙的1大匙是15c.c.（15ml），1小匙是5c.c.（5ml），換言之，3小匙等於1大匙。量多時通常會使用量杯測量，這時200c.c.（200ml）等於1杯。1大匙會用1T或1Ts表示，1小匙會用1t或1ts表示，1杯則是用1C表示。

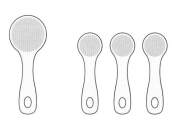

1大匙（1T）＝3小匙（3t）＝15c.c.

1杯（1C）＝200c.c.

如何用湯匙、紙杯計量

　　量匙和湯匙大小看起來差不多，所以大家計量時往往會將湯匙的1大匙當作量匙的1大匙使用，但實際上，量匙的1大匙是15c.c.，而湯匙則不超過10c.c.，所以計量時如用湯匙取代量匙，就會產生5c.c.以上的差異，難以調出正確的味道。因此使用時必須將量匙的1大匙換算成湯匙的1.5大匙，1小匙則是湯匙的70%左右。此外，萬一沒有量杯，可以用紙杯代替，紙杯裝滿的狀態大約是200c.c.。

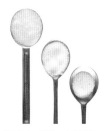

使用時，量匙1大匙要換算成湯匙1.5匙。

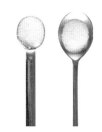

使用時，量匙1小匙是湯匙的70%左右。

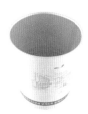

紙杯1杯＝200c.c.。

各種單位

　　食材分量會以質量單位g、kg，體積單位c.c.、ml，以及其它各式各樣的單位來表示。像肉類這種分切販售的食材通常會用100g、200g等單位表示；魚類用1隻、2隻，或1片、2片等單位表示；馬鈴薯或洋蔥等蔬菜是用個數表示；蔥用1支（10cm）表示；黃豆芽用1把等單位表示。

　　此外，鹽巴和胡椒等粉狀材料是用撮表示；辣椒醬或韓式味噌醬等膏狀材料是用幾大匙或幾小匙表示。液態食材如果量不多，會用幾大匙或幾小匙表示；如果量多，則是用體積單位c.c.、ml或是幾杯表示。

單位之間的關係

　　弄懂單位與單位之間的關係，就能單用一種計量工具輕鬆計量。建議整理好基本的單位關係，然後記在腦子裡，料理上會更為方便。

1T＝3t
1C≒14T
1oz≒2T
1C≒40t
1oz＝28.35g（以水為例）

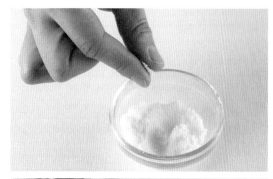

082 ⟩ 1杯分量的差異

在韓國，1杯（1C）代表200c.c.，但是在
英國等西方國家，1C是8oz，也就是240c.c.。
如果做菜時用外國食譜上出現的1C當作計量
標準，味道會因為分量不同而產生差異。建議
下廚前先確認好1C的分量再開始。

1C＝200c.c.
（韓國）

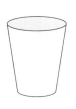

1C＝8oz＝240c.c.
（西方國家）

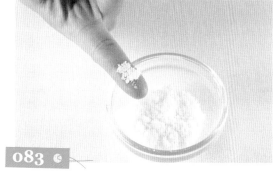

083 ⟩

一撮

我們經常使用一撮鹽、兩撮鹽的用法，「撮」指
的是用大拇指與食指捏起粉狀材料的分量，通常用來
表示最後調味時使用的鹽、胡椒的分量。

084 ⟩

一人份的麵量是多少

雖然市面上賣的各種麵類包裝上都有標
示分量，但如果我們可以用手或是眼睛估測
一個人所要食用的分量，測量分量時就會更
加精準。麵線或義大利麵等乾麵大概80～
100g就是一人份的量；蕎麥麵或刀削麵等生
麵是150g；烏龍麵等熟麵則是200g。此外，
如果是乾麵，直徑2.5cm（500元韓元硬幣的
大小，大約等同於新台幣10元的大小）的分
量就是一人份。

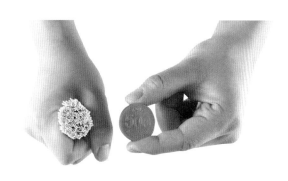

一杯米能煮出幾碗飯

用泡水30分鐘以上的白米煮飯，可煮出一碗200～220g的白飯；用1杯沒泡水的生米煮飯可煮出1.5碗白飯。用泡過水的白米煮飯時，米和水的比例是1：1；如果是用生米煮飯，米和水的比例則是1：1.2。

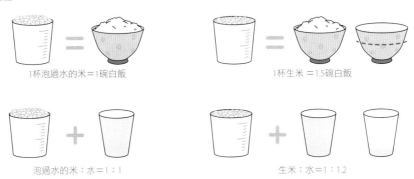

1杯泡過水的米＝1碗白飯　　　　　　　　1杯生米 ＝1.5碗白飯

泡過水的米：水＝1：1　　　　　　　　生米：水＝1：1.2

一碗飯可以包成幾條飯捲

如果只是要包一兩條紫菜飯捲，很容易就能估算出白飯的用量，但如果要包很多條，通常會難以估算出該準備的白飯量。這時可以假設在海苔上面鋪上薄薄一層白飯，一般來說，兩條紫菜飯捲只要準備1.5碗白飯即可。此外，1碗飯可以做出8個直徑3cm左右的小飯糰，如果是用市售腐皮，1碗白飯大概可以做出10～12個腐皮壽司。

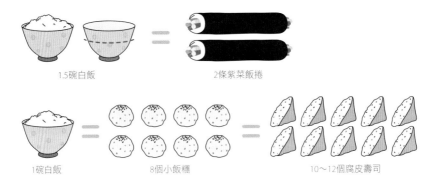

1.5碗白飯　　　　　　　　　　2條紫菜飯捲

1碗白飯　　　　　　8個小飯糰　　　　　　10～12個腐皮壽司

目測或用手測量100公克

　　食譜上的佐料和醬汁的分量都是配合主要食材的分量計算而出的，一旦主要食材的分量變少或增加，食物的調味也會隨之改變。可是，如果每次下廚時都要一一用磅秤量出食材的重量，會是相當麻煩的事。尤其是用g來表示分量時，我們往往難以目測出該分量到底有多重，因此只要能記住每項食材100g大約的分量，下廚時就會省事許多。以下圖片是各種食材100g的分量。

1把菠菜

1/2塊白蘿蔔（3cm）

1/2顆洋蔥

1/2根紅蘿蔔

1/2根小黃瓜

1杯魚板

3杯小魚乾

2杯黃豆芽

1/2杯醃牛肉

— 容易混淆的食材 —

088 ◔

黑橄欖vs綠橄欖

　　披薩、沙拉、三明治等食物中使用的橄欖是橄欖樹的果實，可分成黑橄欖與綠橄欖。不分品種，尚未成熟的是綠橄欖，完全成熟的則是黑橄欖。綠橄欖的果實香氣濃郁，具有強勁的辛辣味與苦澀味，熟透後採收的黑橄欖香氣柔和且帶有甜味。橄欖的品種相當繁多，連味道與香氣也十分多樣。

089 ◔

青蔥vs紅蔥

　　跟青蔥不同的是，「紅蔥」根部有球形鱗莖，產季是初夏到冬季，是蔥泡菜的主要材料，長度大約是20～30cm。青蔥根部呈現一字形，比紅蔥再細、再軟一些，通常會切細放到湯料理中，或是當佐料使用。

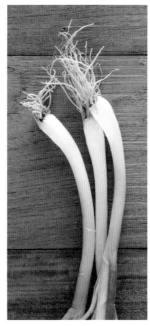
紅蔥

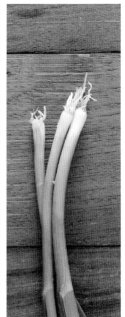
青蔥

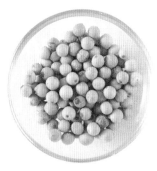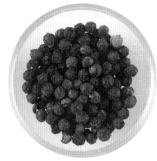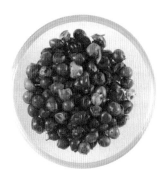

090 ◐

白胡椒vs黑胡椒vs紅胡椒

胡椒的色澤、味道與風味,會隨著處理胡椒果實的方式而改變。我們常吃的「黑胡椒」是在果實呈現淡黃色時採收風乾而成,辛辣香氣與辛辣味是其特徵;「白胡椒」是將成熟的胡椒果實泡水去皮後風乾而成,辣度比黑胡椒低,香氣濃郁;「紅胡椒」則是不採果實,放到果實完全熟透為止,香氣柔和且帶有淡淡的辛辣味。

091 ◐

料酒vs味醂

料酒是為了增添食物風味而使用的一種酒,是用米釀造的酒調味而成,主要用來增添食物的甜味、去除魚肉類的腥味、讓肉質軟嫩、處理魚肉時讓魚肉不會散掉。料酒的日文是「味醂(みりん)」,這個用法傳到韓國後,「味醂」就變成專指料酒的用語了。沒有料酒時,也可以添加清酒代替,以增添少許甜味。如果食譜使用的是清酒,但手邊沒有時,也可以放味醂,並減少砂糖等甜味材料的用量。

092 ◐

釀造醬油vs濃口醬油

「釀造醬油」是讓黃豆、穀物等材料發酵後,加入鹽水使其自然熟成的醬油;「濃口醬油」原本指的是陳年釀造而成的濃味醬油,但現在指的是為了在短時間內大量生產,而在釀造醬油中混合鹽酸水解醬油而製成的醬油。

釀造醬油又名日式醬油,在熟成過程中,受到酒精香氣與各種揮發性物質的影響,會產生獨特風味,因此比起用於加熱食物中,釀造醬油更適用於涼拌菜或調味醬汁。相反地,濃口醬油的味道與甜味濃郁,鹹度低又耐熱,因此適用於熱炒或紅燒等需要加熱的料理。濃口醬油中,鹽酸水解醬油的含量越多,價格就越低。除此之外,被稱為朝鮮醬油的「韓式醬油」鹹味重、色澤淡,適合替湯料理調味。

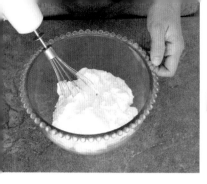

093

鮮奶油vs植物性鮮奶油vs打發鮮奶油

「鮮奶油」是利用離心分離的方式將牛奶脂肪提煉而出的產物，保有牛奶香純自然的味道與香氣，不過由於使用的是動物性原料，所以保存期限短且價格昂貴。

「植物性鮮奶油」是為了彌補鮮奶油保存短的缺點而製成的產物，在棕櫚油、椰子油、沙拉油等植物性脂肪中添加安定劑與乳化劑製成的產品，保存期限比動物性鮮奶油長，優點是顏色更加純白，所以被大量使用。不過缺點是，植物性鮮奶油的加工過程中會產生許多反式脂肪，並且會添加各種化學添加物，因此無法讓人安心使用。

「打發鮮奶油」是指經過打發的鮮奶油，市面上流通的打發鮮奶油是添加各種添加物在植物性脂肪或從鮮奶中分離出的奶油裡，讓鮮奶油更容易打發的產品。使用鮮奶油時，一般料理建議使用無糖產品，烘焙用時，則建議使用含糖產品。

094

奶油vs人造奶油

「奶油（butter）」是分離新鮮牛奶的脂肪後所製成的加工食品，不僅能塗在麵包上食用，製作各種醬汁時也會使用到奶油。溶點低，放在常溫下會馬上融化、變質，所以最好將奶油裝在密封容器裡再冷藏保存。

「人造奶油（margarine）」是玉米油這類植物油經過氫化製作而成的固態奶油，是奶油的替代商品，價格比奶油便宜，保存期限長，優點是熔點高。如果追求香醇濃郁的風味，建議使用奶油。製作烘焙製品時，使用奶油會產生柔順口感，使用人造奶油則會產生酥脆口感。

095

無鹽奶油vs有鹽奶油

在奶油中加入鹽巴調味的是「有鹽奶油」，沒有加鹽調味的是「無鹽奶油」。一般來說，烘焙時多半使用無鹽奶油，製作三明治或一般料理時則是使用有鹽奶油。不過也可以直接使用無鹽奶油，最後再加鹽調味即可。

096

義大利鄉村軟酪vs茅屋乳酪

正確來說，在家就能輕鬆製做的高人氣「自製義大利鄉村軟酪（ricotta）」，其實是「茅屋乳酪（cottage）」。茅屋乳酪指的是牛奶加熱後放入帶有酸味的檸檬而製成的起司。義大利鄉村軟酪指的是在製作起司時，在所產生的乳清中添加牛奶或鮮奶油，然後再煮過而製成的起司。義大利鄉村軟酪（ricotta）的「ri」意指「再」，「cotta」意指「煮過」。

097

糙米vs發芽糙米

　　「糙米」是稻米脫去穀殼後的米。提供糙米適當的溫度、氧氣及水分，讓糙米長出1～5mm左右的芽體，此米即為「發芽糙米」。富含膳食纖維的糙米不易消化，但是發芽糙米比糙米容易消化，又能降低體內膽固醇。此外，發芽後的糙米其中所含有的維生素B1、維生素B2、醣類、蛋白質、脂質、膳食纖維等營養素也會大幅增加。

099

太白粉vs馬鈴薯澱粉

　　太白粉和馬鈴薯澱粉是一樣的東西，都是指將地瓜、馬鈴薯、玉米等作物的澱粉成分製成粉狀物的材料。主要用來調製炸物麵衣，或是替醬汁、湯勾芡。

101

吉利丁vs寒天

　　「吉利丁」和「寒天」兩者材料，都被當作食品凝固劑使用，但是原料和成分並不相同。吉利丁屬於動物性膠質，是加熱動物的皮、筋、骨頭等部位所取得的衍生蛋白質；而寒天屬於植物性萃取物，是將用熱水煮石菜花後製成的凝固物冰凍起來再晾乾所得到的海藻加工品。寒天的凝固力是吉利丁的三倍以上。

　　想要讓帶有酸味的水果凝固時，建議使用吉利丁；製作帶有甜味的果凍、羊羹、涼粉等食物時，則是使用寒天。

糯米粉

098

糯米粉vs粳米粉

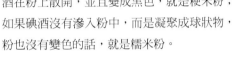
粳米粉

　　「粳米粉」是由白米碾碎後製成，「糯米粉」則是由黏性強且吸水量大的糯米碾碎後製成。我們通常會冷凍保存米製粉，但兩者外觀看起來極其相似，如果沒有特別標示名稱，往往難以辨識。若想確認冷凍保存的米製粉，可利用碘酒來辨別，滴下碘酒後，碘酒在粉上散開，並且變成黑色，就是粳米粉；如果碘酒沒有滲入粉中，而是凝聚成球狀物，粉也沒有變色的話，就是糯米粉。

100

高筋麵粉vs中筋麵粉vs低筋麵粉

　　依照麩質含量的不同，麵粉可分為不同種類。麩質含量高於13%為「高筋麵粉」，介於10～13%之間的是「中筋麵粉」，低於10%的是「低筋麵粉」。製作麵包時，使用高筋麵粉；製作麵線或麵疙瘩等麵條時，使用中筋麵粉；製作帶有酥脆口感的餅乾或炸物時，則是使用低筋麵粉，不過這不是必然的規則，可依個人喜好選擇與調整。

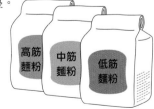
高筋麵粉　中筋麵粉　低筋麵粉

盒裝豆腐vs生豆腐

　　盒裝豆腐和生豆腐的水分多且質地軟嫩，雖然味道和樣子十分類似，但製作方式並不相同。盒裝豆腐是將凝固劑放入豆漿裡，在還沒凝固前就放入容器內進行蒸煮的豆腐；嫩豆腐是將豆漿煮過後再放凝固劑，但結塊物還沒有變硬的豆腐。有些盒裝豆腐有蒸過一次，所以不用加熱就可立即食用。

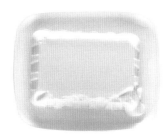

盒裝豆腐　　　　　　　生豆腐

肉牛vs乳牛

　　許多人會對肉牛和乳牛產生混淆，或認為兩者相同，但肉牛為公牛，主要用來做為食用牛肉，也就是不生產鮮乳的公牛，必須使用專業方式飼養。乳牛指的是生產鮮乳的花斑母牛。在一般人的認知當中，不能再生產鮮乳的老乳牛會被當作肉牛使用，但其實並不相同。

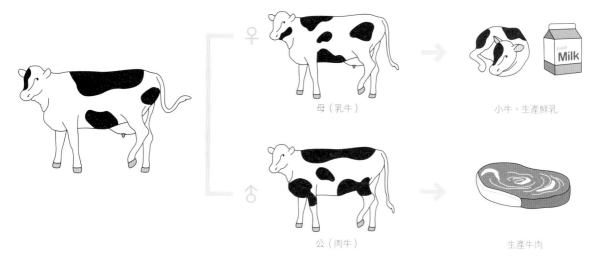

母（乳牛）　　　　　　小牛、生產鮮乳

公（肉牛）　　　　　　生產牛肉

104

可生吃的牡蠣vs料理用的牡蠣

　　超市通常會將可生吃的牡蠣與加熱後才可食用的料理用牡蠣分開來販售，所以許多人認為可生吃的牡蠣才新鮮，但實際上兩者並無新鮮度的差異。

　　不過，為了讓可生吃的牡蠣得以生食，採回來的牡蠣會先泡在無菌海水裡，處理乾淨以便降低細菌數，才可以在市面上販售。加熱用的牡蠣則不用經過這道程序，所以將牡蠣加熱後再吃時，新鮮度和風味也不會因此下降。若要直接食用牡蠣，一定要選擇可生吃的種類。

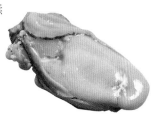

105

比目魚vs鰈魚

　　「比目魚」和「鰈魚」的長相與大小相似，是容易混淆的魚類，所以有些業者往往會拿養殖的比目魚來充當鰈魚，或是拿鰈魚來充當野生比目魚販售。如能區分比目魚和鰈魚的分別，就能防止受騙。

　　比較比目魚和鰈魚會發現，比目魚的嘴巴張得比鰈魚開，且嘴裡有銳利牙齒，但是鰈魚沒有牙齒。更簡單的辨識方法是，眼睛在左邊的是比目魚，眼睛在右邊的則是鰈魚，只要記住「左比右鰈」即可。

106

明太魚vs黃太魚

　　「明太魚」和「黃太魚」兩者都是由鱈魚製成的魚，但乾燥方式不同。明太魚是利用海風將鱈魚吹乾後製成的；黃太魚是冬季時將鱈魚反覆冷凍再解凍，自然風乾而成的。除此之外，將剛抓到的鱈魚冷凍起來的是「凍明太魚」；半乾燥的鱈魚則是「半乾明太魚」。

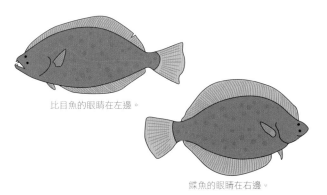

比目魚的眼睛在左邊。

鰈魚的眼睛在右邊。

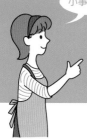

豬肉與牛肉

　　牛和豬的體型龐大，各個肌肉的活動力也不盡相同，因此每個部位的肉質也會有所差異。只要瞭解各部位的特徵，就能依照該特徵做出美味料理。

牛肉各部位特徵

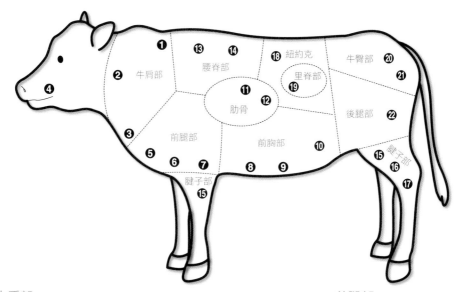

❶ ❷ 牛肩部　腰脊部　❸ ❹　❺ ❻ ❼ ❽ ❾ ❿ ⓫ ⓬ ⓭ ⓮ ⓯ ⓰ ⓱ ⓲ 紐約克　里脊部 ⓳　牛臀部 ⓴ ㉑ ㉒　肋骨　前腿部　前胸部　後腿部　腱子部　腱子部

牛肩部

❶ 牛肩肉
色澤深且有嚼勁，適合用於煮過後再調味的料理。建議處理前先泡水去除血水。多半用於湯、湯料、烤肉、火鍋等料理。

❷ 牛頸鏈肉
肉質有點硬，但肉汁風味濃。長得像細細長長的鏈子，猶如燕子展翅的模樣，又細又長。主要用來燒烤。

❸ 板腱肉
肉汁豐富且有嚼勁，攤開的模樣十分美麗，多半用於燒烤或烤肉等料理。

❹ 牛舌
牛的舌頭，具有獨特口感和味道，肉質軟嫩。適合當作肉片，或是用於火鍋、蒸煮等料理中。

前腿部

❺ 牛腩
有嚼勁，肉汁豐富且濃郁。純白色的脂肪猶如石英石，切成薄片後烤來吃十分美味。

❻ 黃肉條
富含增添風味的成分，肉質軟嫩且有嚼勁。筋多、脂肪少，肌理粗糙。建議盡量切成薄片，當作生牛肉、烤肉片或湯料使用。

❼ 前腿肉
由運動量大的肌肉所組成，油脂紋路少，筋膜與牛筋多。雖然脂肪含量少，但肉汁相當豐富，帶有濃厚的牛肉香氣，適用於長時間熬煮的料理。主要拿來煮湯或當作烤肉片、烤肉串使用。

前胸部
❽ 前胸肉
屬於運動量大的肌肉，幾乎沒有脂肪，肉質堅韌為其特徵。蛋白質的風味強勁，長時間熬煮會釋出香醇滋味，所以多用於火鍋、紅燒、湯料理中。

❾ 胸腹肉
肉汁味道相當突出，雖然肌理有些粗糙，但油花紋路十分細緻。多用來燒烤、煮湯，或是煮成白切肉。

❿ 內裙肉
屬於牛的前胸部位，像裙子一樣覆蓋著牛肉的外側腹壁，因而取名為內裙肉。肌肉呈現圓柱狀，口感軟嫩且帶有嚼勁。主要用來烤肉或當作生牛肉食用。

肋骨部
⓫ 肋骨
油花分布均勻，肉質豐厚且風味佳。帶有淡淡的鮮紅色，肉質軟嫩有嚼勁。骨頭的大骨汁與肉汁相輔相成，滋味絕佳。多半用於燒烤、煮湯或是蒸煮料理中。

⓬ 薄裙肉
黏在肋排內側的橫膈膜部位，位於內臟，所以帶有鮮紅色澤，不過容易變色。肉質帶有嚼勁且肉汁濃郁。多半會烤來吃。

腰脊部
⓭ 肋眼
腰脊部位中，肉汁最濃郁且風味絕佳，是牛肉中最優質的部位。通常用於燒烤或牛排料理。

⓮ 腰脊肉
帶有鮮紅色澤，肉質軟嫩，肉汁又多又濃郁。肌肉之間有許多脂肪，風味絕佳。主要用於燒烤、牛排或涮涮鍋等料理。

腱子部
⓯ 牛腱
運動量大，肌纖維也十分粗大，牛肉肌理偏粗。長時間加熱時，膠原蛋白會變得跟吉利丁一樣軟嫩。主要拿來煮湯、煮火鍋、烤肉或蒸煮料理。

⓰ 牛腱心
脂肪少，富含肉汁且營養豐富。肌肉多且結實，所以非常有嚼勁。煮越久肉質越嫩。通常會煮成韓式醬牛肉、燉牛肉、燒烤，或是當作生牛肉食用。

⓱ 牛筋
指的是組成牛膝關節的膝蓋骨和周圍有如吉利丁般的透明牛筋。通常拿來煮湯或清蒸。

紐約克
⓲ 紐約克
燒烤時會散發美味香氣，屬於會釋出許多甜味的部位，油脂分布均勻，肌理軟嫩。主要拿來燒烤或當作牛排、烤肉串食用。

里脊部
⓳ 沙朗
帶有深紅色澤且紋路漂亮，是牛肉中最軟嫩的部位。沒有油脂分布，所以烤太久或煮太久時會變硬。主要拿來燒烤或做成牛排、韓式醬牛肉食用。

牛臀部
⓴ 牛臀肉
後腿肉中最嫩的部位，是幾乎沒有油脂的瘦肉。一開始帶有深紅色澤，但熟成後會變成淡紅色。主要拿來烤肉、煮湯，或是當作肉脯、烤肉串、韓式醬牛肉、涮涮鍋肉片使用。

㉑ 後腿眼肉
呈現淡淡的深紅色，紋路有些粗糙、堅韌。纖維質方向一致，肉汁濃郁。主要用於韓式醬牛肉、生牛肉、牛肉湯料理。

後腿部
㉒ 後腿肉
介於牛後腿中的大腿內側與外側的臀部瘦肉。主要用於肉脯、生牛肉、烤肉料理。

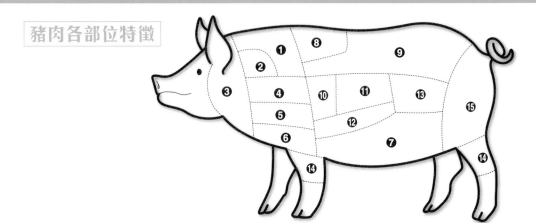

豬肉各部位特徵

❶ 肩頸肉

由肌肉和油脂組成，風味絕佳，肉質軟嫩。適合用於鹽烤、白切肉、調味肉片等。

❷ 豬頸肉

豬頸至豬肩的部位，每隻豬只有400g左右，是相當珍貴的部位。帶有淡淡的粉紅光澤，油花分布均勻且肉質軟嫩。

❸ 豬頰肉

又名「嘴邊肉」、「菊花肉」。呈深紅色，肉質軟嫩且帶有嚼勁。在西班牙多用作牛排居多，是深受喜愛的部位。

❹ 霜降肉

介於前腿肉和肩頸肉之間的部位，跟牛肉的肋眼一樣油花分布均勻，用於燒烤風味絕佳。

❺ 板腱肉

切開的斷面猶如落葉，所以又名「落葉肉」。中間有肉筋，口感帶有嚼勁，肌肉紋理一致。

❻ 胛心肉

由運動量大的肌肉所組成，色澤深，肌肉紋路粗糙。多半用來當作火腿或香腸等肉類加工製品的原料，不過也適合用作烤肉片或火鍋肉片。

❼ 五花肉

是最受喜愛的部位，肉和油脂層層交疊，又稱為三層肉，通常會烤來吃。

❽ 背脊肉

介於肩頸肉和腰脊肉的連接部位，肉質軟嫩且味道爽口，是年輕族群和女性族群喜歡的部位。

❾ 腰脊肉

是運動量少的部位，只有肉，幾乎沒有油脂，肉質軟嫩。主要用於炸豬排或糖醋肉。

❿ 後頸肉

介於前腿肉和肋骨之間的部位，組織粗大，咬起來有嚼勁。通常用於燒烤。

⓫ 肋骨

比腰脊肉軟嫩且油脂少，適合用來煮韓式醬牛肉、炸豬排、烤肉串、糖醋肉等料理。煮太久會變乾、變柴。

⓬ 橫膈膜肉

介於豬肉腹部的橫膈膜與肝臟之間，所以稱為橫膈膜肉。相當於牛肉的薄裙肉，口感帶有嚼勁。

⓭ 里脊肉（小里肌）

里脊肉位於腰部內側，肉質軟嫩，比牛肉便宜且味道佳。主要用於炸豬排、肉排、紅燒等料理。

⓮ 前腿肉

屬於運動量大的部位，所以肌肉紋理粗糙。大多用作絞肉，不過也適用於紅燒、煮火鍋、白切肉等料理。

⓯ 後腿肉

色澤深且油脂少，富含維生素B1等營養素。是西班牙風乾火腿、義大利帕瑪火腿等高級火腿的材料，也適用於烤肉片、紅燒、燒烤等料理。

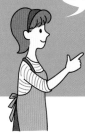

豐富美味的 起司種類

　　起司種類相當多樣，許多人不甚了解，每當走到起司專賣店，面對琳瑯滿目的起司，往往不知要從哪一款入手，建議先好好瞭解起司的基本常識與種類，更能吃出起司的美好滋味。

　　根據製造方法，起司大致可分為「天然起司」和「加工起司」。所謂的天然起司是指以牛、羊等動物的奶水為原料，並用酵素或其它凝固劑讓蛋白質凝固、熟成，因奶水的種類與熟成度的不同，而帶有各種味道與風味。

　　加工起司是將天然起司粉碎、加熱、融解、乳化而成的產品，味道不會因熟成度而有所差異，品質與營養層面也很穩定。換言之，加工起司是以天然起司為原料所製成，也可添加香草、堅果、水果等食物做成各種口味。天然起司又可分為白黴起司、藍黴起司、新鮮起司、半硬質起司、山羊起司等。

天然起司

  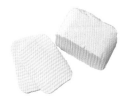

白黴起司
白黴起司是以人工方式繁殖白黴後製成的起司，具有濃郁味道與香氣，白黴是由外往內逐漸成熟。有卡門貝爾起司、布利起司、布萊烈沙瓦林起司等種類。

藍黴起司
跟白黴起司不一樣的是，藍黴起司的黴菌是由內往外熟成，帶有相當濃烈的風味。代表種類有戈爾根朱勒起司、洛克福起司、佛姆德阿姆博特起司等。

新鮮起司
指的是未經熟成的起司，優點是製作時間比其它起司短。主要有義大利鄉村起司、茅屋起司、布爾辛起司、馬茲卡彭起司、白起司、莫札瑞拉起司等種類。

半硬質起司
可長期保存，製作方法會影響起司的硬度。味道會隨著熟成時間與牛所吃的飼料而改變。主要有艾曼托起司、巧達起司、米摩勒特起司、葛瑞爾起司、康堤起司、帕馬森起司等。

山羊起司
用山羊奶製成的起司，白色組織柔軟易碎，帶有清淡酸味，會在口中慢慢融化。主要有瓦蘭西起司、夏維諾起司、聖莫爾都蘭起司等。

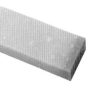

During Cooking

下廚時的料理技巧

─ 料理知識小測驗 ─

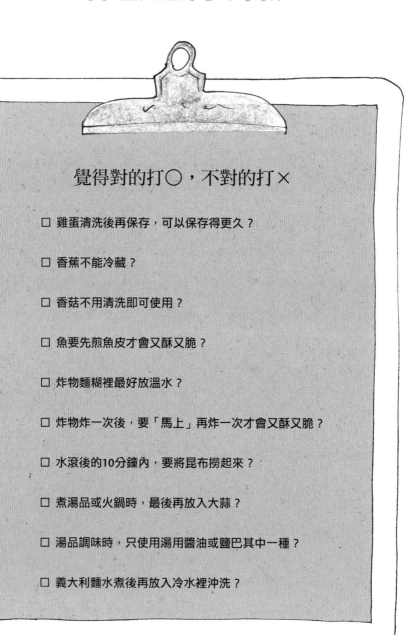

覺得對的打○，不對的打×

☐ 雞蛋清洗後再保存，可以保存得更久？

☐ 香蕉不能冷藏？

☐ 香菇不用清洗即可使用？

☐ 魚要先煎魚皮才會又酥又脆？

☐ 炸物麵糊裡最好放溫水？

☐ 炸物炸一次後，要「馬上」再炸一次才會又酥又脆？

☐ 水滾後的10分鐘內，要將昆布撈起來？

☐ 煮湯品或火鍋時，最後再放入大蒜？

☐ 湯品調味時，只使用湯用醬油或鹽巴其中一種？

☐ 義大利麵水煮後再放入冷水裡沖洗？

─ 料理知識正確解答 ─

雞蛋清洗後再保存，可以保存得更久？ → ● NO

蛋殼上有許多可以呼吸的氣孔，並有薄膜將蛋殼包覆住，不讓細菌經由這些氣孔進到蛋液中。可是一旦經過清洗，這層薄膜就會消失，導致細菌滲入蛋液中，而水分也會經由氣孔蒸發，使得雞蛋風味變質，因此建議雞蛋直接保存、不用清洗，或是用廚房紙巾擦拭後再保存。

香蕉不能冷藏？ → ● YES

香蕉是熱帶水果，所以在低溫狀態下不易熟成，若是將香蕉放在低溫處，香蕉的呼吸作用就會因此暫停，導致表皮長出黑斑，也會更容易變軟。如果想要讓香蕉保存久一點，建議利用衣架或繩子將香蕉吊掛起來。此外，用保鮮膜將蒂頭處牢牢包覆起來，也可以有效減緩熟成速度。

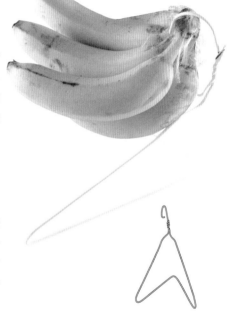

香菇不用清洗即可使用？ → ● YES

用水清洗香菇，其養分會流失，而且風味和香氣也會變差。此外，煮香菇時會釋出水分，讓菜變濕、變稠，因此最好不要清洗香菇，直接使用。如果香菇有菇傘，可以將菇柄朝下，輕敲菇傘將骯髒的碎屑敲出來，再用刷子刷掉或是用棉布擦拭後再使用。

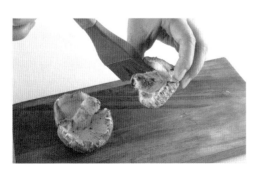

魚要先煎魚皮才會又酥又脆？ → YES

　　鯖魚、土魠魚等魚類對切後擺上平底鍋時，應該先煎魚肉還是魚皮呢？為了煎出酥脆的魚，在加熱好的平底鍋上必須先煎魚皮。可是一旦魚皮碰到平底鍋，其膠原蛋白就會收縮，導致魚的形狀變彎，這時可以用鍋鏟輕壓魚肉，或是先在魚皮上劃刀，就能有效防止魚身翹起來。

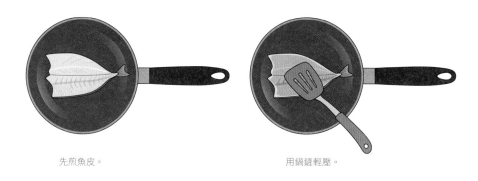

先煎魚皮。　　　　　　　　　　　　　　　用鍋鏟輕壓。

炸物麵糊裡最好放溫水？ → NO

　　炸東西時我們通常會將麵粉加水，製作成麵糊，將炸物裹上麵衣再油炸。當麵粉碰到水時會產生黏性，而此黏性與麩質成分有關，假如麩質大量形成，炸物就不會又酥又脆，反而會變得又黏又濕。因此，若想炸出酥酥脆脆的炸物，就必須減少麩質的形成。用冷水攪拌可抑制麩質形成，但如果想炸得更酥一點，建議使用冰水。麵糊做好後別放太久，馬上使用才能炸出又酥又脆的炸物。

炸物炸一次後，
要「馬上」再炸一次才會又酥又脆？ → NO

　　炸東西時通常會油炸兩次，但是為什麼要炸兩次呢？第一次是將麵衣內的食材炸熟，第二次則是將麵衣炸酥。不過炸完第一次後，必須稍等一下才能再炸第二次。這是因為第一次炸完後，殘留在食材內的水分會跑到麵衣上，待麵衣變軟後再炸，水分便會蒸發掉，如此一來，麵衣才會變得又酥又脆。有些人不知道這個道理，在炸完第一次後馬上再炸第二次，就無法製作出酥脆的炸物。

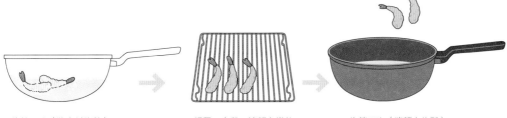

炸第一次（將食材炸熟）　　　　　靜置一會兒，讓麵衣變軟　　　　　炸第二次（將麵衣炸酥）

水滾後的10分鐘內，
要將昆布撈起來？ → YES

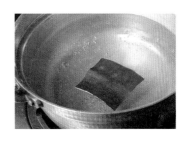

　　昆布是高湯的常見材料。將昆布放到冷水裡熬煮時，水滾後的10分鐘內就必須將昆布撈出來。如果沒有及時將昆布撈起，昆布就會排出黏液，使湯變混濁，頓失清爽風味。用來熬煮高湯的昆布厚度要夠厚，而且表面最好帶有白色粉末。

湯品調味時，
只能使用湯用醬油
或鹽巴其中一種？ → ● NO

　　湯品調味時，比起只使用湯用醬油或鹽巴其中一種來調味，
建議兩者一起使用。雖然也可以只用鹽巴調味，但是鹽
巴並沒有經過長時間發酵所產生的濃厚風味，而且清
湯裡若是放太多湯用醬油，會導致湯的色澤變深、變
濁，因此建議先用湯用醬油提味，最後再用鹽巴調味。

煮湯品或火鍋時，
最後再放入大蒜？ → ● YES

　　蔥和大蒜的辛辣味與香氣具有揮發性，所以
若是將蔥或大蒜放進湯或火鍋裡煮5分鐘以上，
味道與香氣就會揮發掉，添加在魚湯或火鍋內的
清酒也是一樣的道理。煮湯或火鍋時，先調味後
再煮開，快完成前再放入蔥、蒜、清酒等材料。

義大利麵煮好後
要再用冷水沖洗？ → ● NO

　　義大利麵的種類十分多樣，烹煮時間也不
一樣，可參考包裝上標記的時間，自義大利麵
放入滾水中烹煮時就開始計算時間。煮好後用
篩網濾掉水分即可，勿用水沖洗。假使麵煮好
後還需要花時間熬煮醬汁，可以淋上一些橄欖
油拌勻，義大利麵就不會泡脹了。如果是涼拌
義大利麵，通常會比一般的烹煮時間再多煮上
1～2分鐘左右，並用冷水沖洗後才使用。

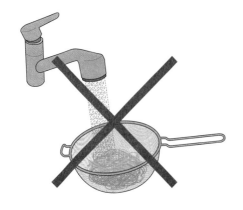

— 做菜的基本功 —

107 ◐

俐落切番茄的技巧

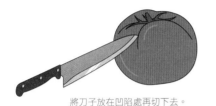

將刀子放在凹陷處再切下去。

切番茄時，往往會因為裡面的番茄籽滴下來而切得不漂亮，下刀前先觀察番茄的外觀形狀，即能避免此情形。由上而下觀察番茄，會發現蒂頭附近有彎度，只要將刀子放在其中的凹陷處再下刀，番茄籽就不會流出來，而且也能切得很漂亮。

108 ◐

一刀切好小番茄的神奇技巧

欲將小番茄切成兩半時，一顆一顆切太費工了，如果能一次切10顆，會節省許多時間。準備兩個大小相同、深度淺的盤子，如圖所示將番茄放在盤子中間固定好，輕壓盤子上端，再用刀子橫切，就能一次切完10顆小番茄。

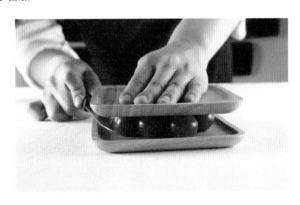

買到太酸的番茄怎麼辦

如果買回來的番茄不甜又很酸時，建議先裝在竹籃裡，並放在陽光照得到的窗邊1～2天，切勿冷藏保存。曬到太陽的番茄甜度會增加，酸味也會跟著減少，但如果放太久，又會變軟、熟過頭，因此要多加注意。切勿將番茄悶在塑膠袋或是箱子裡。

番茄屬於夏季蔬果，可以放在常溫下保存，但如果要做成涼拌沙拉食用，建議在製作前2小時放進冰箱，冰涼後再使用。

輕鬆剝除番茄皮

剝番茄皮時，往往會傷皮果肉，原因在於番茄含有不讓果皮輕易被剝掉的果膠成分。只要去除在番茄果肉與果皮之間扮演黏著劑角色的果膠，就能輕鬆剝掉番茄皮。

先用筷子在蒂頭處戳洞並輕輕按壓，水分就會從果肉中跑出來，使果膠溶解，如此一來，就能輕鬆剝除番茄皮了。此外，番茄一經加熱，果膠的黏著力就會減弱，因此只要在番茄上方以刀切劃十字，再放到滾水中汆燙一下，就能輕鬆剝掉番茄皮。也可以將番茄冷凍起來再退冰，待果皮脫落後就能剝除。

青椒的兩種切法

富含維他命的青椒適合用於各式各樣的料理中，若能依照不同料理改變切青椒的方向，就能嚐到適合該料理的青椒口感。煮快炒料理時，縱切才能嚐到清脆口感；煮紅燒料理時，橫切才能吃到綿軟口感。

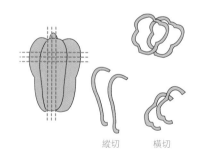

縱切　　橫切

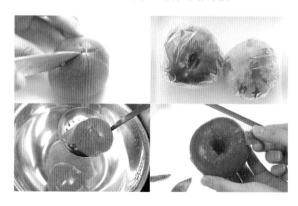

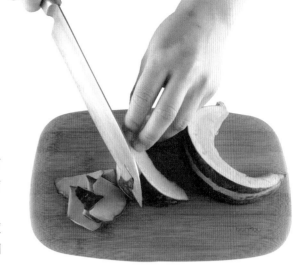

112 🕐

如何去除南瓜硬皮

　　南瓜皮又厚又硬，不易處理，一不小心還可能造成手部受傷。為了方便處理，必須先軟化南瓜皮。每100公克的南瓜只要用微波爐（600W）加熱1分鐘左右，不僅可以輕鬆下刀，也能縮短烹煮時間。將加熱過的南瓜切成半月形，再擺到砧板上，即能輕鬆切掉南瓜皮。

113 🕐

減少巴西里苦味的技巧

　　新鮮巴西里的香氣比乾巴西里好，但是放太多時，會嚐到強勁苦味。這時，只要在平底鍋上淋些沙拉油，再用廚房紙巾擦掉，接著一朵一朵摘下巴西里放上去，蓋上鍋蓋用小火加熱30秒，苦味就會轉為甜味。

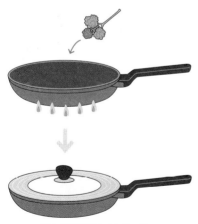

蓋上鍋蓋再用小火加熱30秒。

114 🕐

怎麼吃花椰菜才不浪費

　　我們通常會將較硬的花椰菜莖捨棄，但是莖部有許多營養，所以建議一起食用。先將莖部和花球部分切開，再用手或菜刀將花球切成小朵狀；用削皮器削掉莖部硬皮，再切成長方形薄片，就不會造成浪費了。

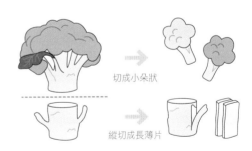

切成小朵狀

縱切成長薄片

115

如何處理蘆筍

蘆筍與牛排是完美的搭配組合，它的嫩葉部分可直接烹調，但是莖部較硬，必須用削皮器刨除硬皮，不過，只要將纖維質粗的部分削掉即可，無須將整個莖部全部削掉。

挑選蘆筍時，建議挑選色澤鮮明且有彈性的蘆筍，再用濕報紙包覆，再裝進撒了一些水的塑膠袋內冷藏保存。

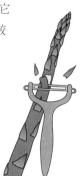

117

煮出清脆的豆芽菜

我們通常會將豆芽菜放在滾水中汆燙，但豆芽菜馬上就會爛掉，想要留住清脆口感並不容易。此外，若豆芽菜燙太久時，口感和營養素會蕩然無存，必須在短時間內進行汆燙，才能製作出清脆口感。

用水清洗豆芽菜後，無須瀝乾直接放進炒菜鍋，蓋上鍋蓋用大火烹煮，待鍋內冒出熱騰騰的水蒸氣時再熄火。待全部的豆芽菜都熟透後，用篩網過濾，清脆豆芽菜就完成了。

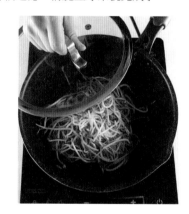

116

如何汆燙蘆筍

汆燙蘆筍時，先用手折斷莖部下端乾掉的部分，約2～3公分，再垂直將蘆筍放入滾水中汆燙莖部約10秒左右，接著將蘆筍全部泡水汆燙40～50秒，用篩網過濾後直接放涼，無須用冷水沖洗，就能留住清脆好吃的口感。汆燙時滴幾滴沙拉油，更能顯現出光澤。

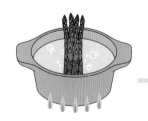
垂直汆燙莖部。

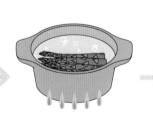
汆燙整支蘆筍。

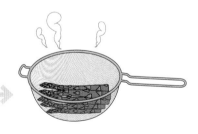
靜置放涼。

118

輕鬆剝除洋蔥皮

　　我們通常會先剝掉洋蔥皮後，再對半切開或切成四等分再使用。要剝掉大量的洋蔥皮並不是一件輕鬆的事，將洋蔥泡在溫水中5分鐘左右，洋蔥皮吸收水分後會軟化，這時就能輕鬆剝掉洋蔥皮了。

119

一次剝除大蒜皮

　　醃越冬泡菜時，往往要剝除許多大蒜皮，不但容易弄髒指甲縫，就連手也會又刺又痛。只要利用輕鬆剝大蒜皮的方法，就能減少這樣的困擾。首先將整顆大蒜的上端切掉，再將大蒜放進微波爐內加熱20～30秒，接著用手輕壓，大蒜就會一個個跑出來，就能輕鬆剝掉大蒜皮了。

120

紅蘿蔔搭配檸檬汁

　　紅蘿蔔含有會破壞維他命C的抗壞血酸氧化酶，因此如果和其它蔬菜一起烹煮，就會破壞其它蔬菜所含有的維他命C。不過，如果在抗壞血酸氧化酶裡添加酸性成分，便能抑制酵素作用，因此建議用添加帶有酸味的醋或檸檬汁的淋醬，來搭配有使用紅蘿蔔的沙拉等料理。紅蘿蔔一旦煮熟，酵素就會被破壞掉，所以可以另外烹煮，最後再和其它蔬菜一起食用。

121

輕鬆去除生薑外皮

　　用菜刀一一切除長得凹凸不平的生薑外皮時，不但會切掉許多部分，而且也切不乾淨。若想削掉外皮並保留生薑的形狀，可以將生薑裝在碗裡，再倒入足以蓋過生薑的水量，浸泡一個晚上，隔天只要用湯匙輕刮在水中泡脹變軟的生薑外皮，連凹陷處的外皮都能刮得一乾二淨。

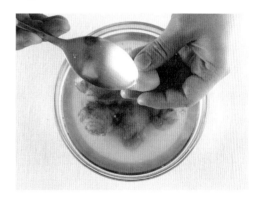

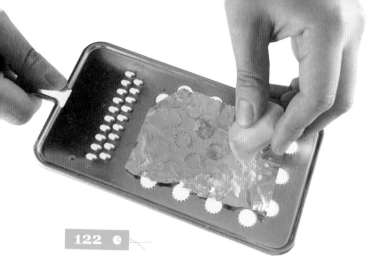

用鋁箔紙削牛蒡皮

清除長長的牛蒡上的泥土與外皮時，用菜刀或削皮器都很適合，但更好用的工具是鋁箔紙。牛蒡外皮上有牛蒡特有的香氣與風味，如果用菜刀或削皮器削皮，香氣與風味也會跟著消失。可將鋁箔紙揉成手指方便捏取的球狀，由上往下搓拭，就能將泥土和外皮清除乾淨，同時保有牛蒡的香氣與風味。

鋪上鋁箔紙再進行研磨

用研磨器磨大蒜和薑時，大蒜和薑會卡在縫隙間，難以擦拭乾淨。這時可以將鋁箔紙鋪在研磨器上，在其上方研磨大蒜和薑，即能減少不便之處。

白蘿蔔的味道
會隨著研磨方向改變

用來搭配蕎麥麵的白蘿蔔泥，其味道會隨著研磨方向而改變，因此必須依照想吃的口味來改變研磨方向。研磨時以直線方向上下移動白蘿蔔時，會略帶苦味，辛辣味也會隨之增加；以劃圓方式研磨，雖也略帶苦味，不過可以減少白蘿蔔的辛辣味。

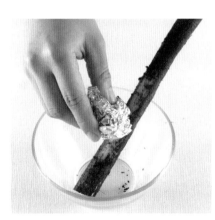

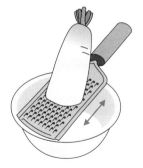

垂直研磨

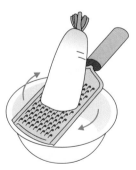

劃圓研磨

125

白蘿蔔各個部位的用途

　　白蘿蔔的味道和口感會因不同部位而有許差異。靠近蘿蔔葉的上半部有許多纖維質，味道濃郁，適合煮紅燒料理；中段較軟且帶有清甜味，適用於任何料理；下半部有濃烈辛辣味，適合煮有辣度的食物。

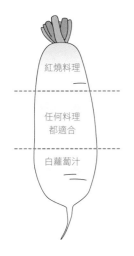

紅燒料理

任何料理
都適合

白蘿蔔汁

126

如何處理羊乳根

　　羊乳根之所以有苦味與黏液，是因為它含有皂素成分。處理羊乳根時，為避免雙手沾上黏稠的黏液，這時，可以用絲瓜擦拭羊乳根的外皮，然後泡在鹽水中10分鐘左右，或是用滾水浸泡5秒左右再取出，如此一來，黏稠的黏液就會滲入羊乳根內部，這時就能輕鬆削掉其外皮了。

縱向劃出淺淺的切口。　　　　　　用手剝掉外皮。

127

摸山藥和芋頭後
手會癢怎麼辦

　　如果徒手剝掉或切掉山藥或芋頭的外皮，手會發癢，這是因為山藥和芋頭含有的草酸鈣成分會刺激皮膚的緣故，建議戴上一次性塑膠手套再處理。萬一不小心碰了山藥和芋頭，手開始發癢，可將手泡在白醋水裡，就能消除搔癢感了。摸山藥或芋頭前，只要先在手上沾些白醋或鹽巴，亦能抑制搔癢感。

128

快速煮地瓜

　　地瓜放在蒸籠裡蒸時，需要耗費許多時間才能完全煮熟。若想縮短蒸煮時間，建議搭配昆布，把長寬切成5公分大小的昆布與地瓜一起放入蒸籠炊熟，不僅能縮短時間，地瓜也會變得更軟綿。

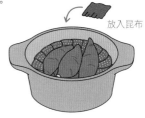

放入昆布

一次燙好多種蔬菜

　　花椰菜或高麗菜這類蔬菜可以同時放進滾水中煮熟，以縮短烹煮時間。煮花椰菜比較費時，可以直接放進鍋子裡煮；高麗菜可裝在篩網裡，再放入滾水中汆燙一下再取出。同時汆燙青菜，省時省力。

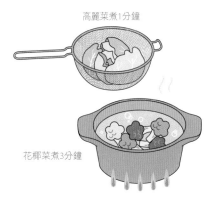

高麗菜煮1分鐘

花椰菜煮3分鐘

汆燙青菜需用冷水還是熱水

　　燙青菜時，有時會不知道要什麼時候放入青菜。基本上，只要記住根莖類是放入冷水中煮熟，葉菜類或果菜類則是放入滾水中煮熟即可。像是馬鈴薯、牛蒡這類根莖類要先放進冷水裡再煮，才會釋出清甜味。但是菠菜、花椰菜、高麗菜等蔬菜則要用滾水快速汆燙，營養才會流失得比較少，色澤也會更明亮。不過雖然南瓜、玉米屬於果菜類，但我會建議放到冷水裡煮。

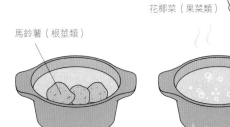

馬鈴薯（根莖類）

花椰菜（果菜類）

根莖類在冷水中汆燙。

果菜類在滾水中汆燙。

炒青菜的最佳順序

　　大部分的人都知道要先炒不易熟的蔬菜。炒青菜時，如果不希望水分釋出變得濕濕黏黏的，炒菜的順序就尤其重要。首先要爆炒蔥、薑、蒜等帶有香氣的蔬菜，不過因為它們容易炒焦，所以必須用小火來爆香。香味出來後，再放入不易熟的紅蘿蔔或馬鈴薯等蔬菜，至於容易出水的菇類等蔬菜則建議先稍微汆燙一下，去除水分後再下鍋拌炒。最後再炒黃豆芽、高麗菜、韭菜等需要保留清脆口感的蔬菜。

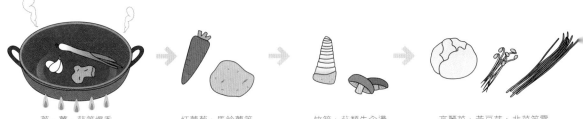

蔥、薑、蒜等爆香蔬菜。

紅蘿蔔、馬鈴薯等不易熟的蔬菜。

竹筍、菇類先汆燙去除水分後再炒。

高麗菜、黃豆芽、韭菜等需要保留清脆口感的蔬菜。

132
炒青菜的調味時機

炒青菜時，最好等到蔬菜八分熟時再進行調味。均勻撒下鹽巴、胡椒等粉狀調味料即可；醬油、醬汁等液狀調味料則是從鍋邊淋下，讓調味料發出滋滋作響的聲音，才會散發出香噴噴的香氣與味道。輕輕拌炒後立即盛盤，用餘溫讓蔬菜熟透即可。

133
剝除硬邦邦的銀杏殼

我們通常會用槌子或專用工具敲開銀杏的厚殼，如果要用更簡單的方式剝殼，可以將銀杏裝在紙袋裡，輕輕封住開口處，再放進微波爐內加熱40～50秒，發出啪啪啪的聲響時，就代表銀杏殼裂開了。

紙袋

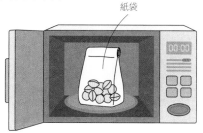

134
輕鬆剝栗子殼

栗子殼很硬，不好剝除，可以先泡水一天，待堅硬外殼變軟，再將刀子對準栗子尖端處，就能輕鬆剝掉栗子殼。如果栗子很多，只要使用剝栗子的工具，剝起來就會輕鬆許多。生栗子富含有助酒精氧化的維生素C，適合當作下酒菜食用。

135
橘子太酸怎麼辦

橘子皮較硬的橘子果肉通常比較酸，可以用手將橘子搓軟，然後放置一個晚上，隔天早上酸味就會明顯減少許多。這是因為橘子一經刺激後，酸性會被分解，進而使酸度減低、甜度增加的緣故。

136
奇異果又酸又硬怎麼辦

有時候奇異果買回來時還又酸又硬，這時可以將它們裝在塑膠袋內，和蘋果或香蕉放在一起，再將袋口綁起來，蘋果和香蕉釋出的乙烯氣體可幫助奇異果熟成，讓奇異果變得又甜又軟了，不過要注意不要熟過頭了。

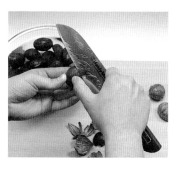

輕輕搓揉

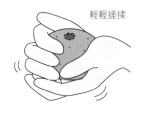

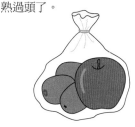

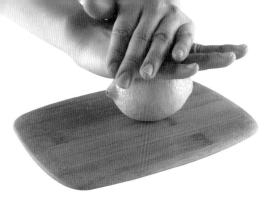

137 🕐

徒手擠檸檬汁的方法

　　擠檸檬汁或萊姆汁時，通常會將水果切成兩半再用手擠壓，可是如果再怎麼用力擠卻還是擠不乾淨時，可以使用微波爐輔助。用微波爐加熱20秒左右使水果變熱，再放到砧板上用手掌按壓，並來回滾動幾下，接著切成兩半後再擠汁，就能擠得乾乾淨淨不浪費。

138 🕐

芒果怎麼切才可口

　　芒果中間有一大顆籽，很難像蘋果或梨子一樣剖半切開。切芒果時，先將芒果立起來，從旁邊最靠近籽的部分下刀，接著在果肉上縱橫交錯劃出1.5公分大小的正方形，再用雙手食指輕壓果皮，果肉就會突起，最後直接盛盤或是一塊一塊取下果肉再盛盤即可。

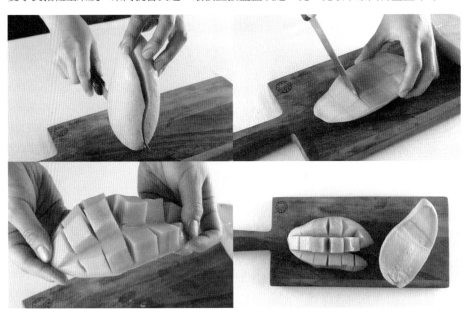

輕鬆切酪梨的方法

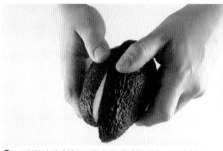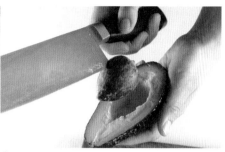

❶刀子緊貼酪梨籽並縱向將酪梨切開，同時轉動 ❷用刀根取出酪梨籽。
將酪梨分開。

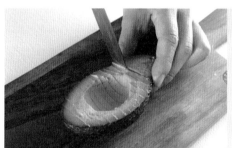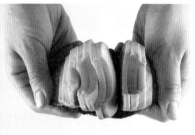

❸在酪梨果肉上劃刀。 ❹抓住酪梨皮兩側後用力翻開，劃開的果肉就會
輕鬆分離。

讓酪梨快速熟成的方法

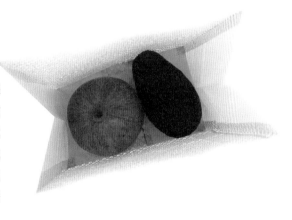

　　酪梨帶有像奶油的香氣。外觀呈現咖啡色澤
且略轉黑色的酪梨代表已經熟成，適合食用。如
果果皮呈現草綠色且外觀上看起來新鮮生澀，代
表裡面的果肉還尚未熟成。若想縮短酪梨的熟成
時間，可以跟香蕉或蘋果等水果一起放在紙袋裡
保存。因為香蕉和蘋果排出的乙烯氣體具有讓酪
梨熟成的作用。記得將紙袋的開口處密封起來。

如何將蘋果切成葉子形狀

招待客人或是給小孩當點心時，可以試著將蘋果削成小巧漂亮的形狀。首先將蘋果立起來切成六塊，然後在外側每隔5mm的間距劃上一刀，再將刀子切進劃刀的部分，這時要注意不能完全切到底，而是預留5mm左右。反覆此過程，然後再像圖示一樣用大拇指輕輕推出來，美麗的蘋果片就完成了。

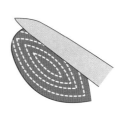 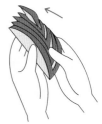

每隔5mm間距就劃刀切開　　　用大拇指輕輕推出來

水果的褐變現象

水果中含有的多酚氧化酵素一旦碰到空氣，就會跟氧氣產生反應，使水果變色，這就是「褐變現象」。

水果中酸味強勁的柳橙或檸檬沒有褐變現象，這是因為它們所含有的維他命C比其它水果多的緣故。利用這個原理，在切開的水果表面上淋些富含維他命C的檸檬汁，或是將水果切片稍微浸泡在柳橙汁裡，就能防止褐變現象。如果不喜歡酸味，也可以稍微浸泡於糖水，水果表面沾覆上一層糖水，將有助減少與氧氣接觸，因此也能有效防止褐變現象。此外，比起使用銅製或鐵製的刀子，用不鏽鋼刀或陶瓷刀削水果，也能降低褐變現象的發生。

微波爐自製草莓果醬

只要利用微波爐，就能輕易做出草莓果醬。準備一盒草莓和180公克的細砂糖（可用白砂糖代替），再將洗淨且摘下蒂頭的草莓和細砂糖放進耐熱碗裡輕輕混合，但是不要把草莓壓碎，靜置15分鐘。放入微波爐裡加熱，直到體積濃縮成1/4，草莓果醬就完成了。趁熱將草莓果醬裝到密封容器裡冷卻並冷藏保存，可放上一星期左右。

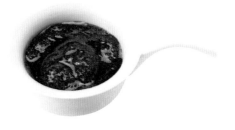

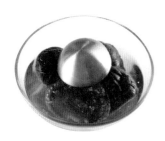

144
泡開乾香菇

乾香菇或木耳泡水發軟時，香菇會浮在水面上，不能順利泡開。這時可以利用盤子或小碗壓在上面，讓香菇沉到水裡，幫助完全泡開。

145
讓香菇快速軟化的方法

我們通常會將乾香菇放在溫水中泡軟，或是用滾水燙軟，不過忙碌時只要利用砂糖，就能在短時間內讓香菇變軟。首先，將香菇裝在耐熱容器裡，倒水蓋過香菇，接著放入1～2撮砂糖再蓋上保鮮膜，每兩朵香菇用微波爐加熱3分鐘，很快就會變軟了。

146
如何分辨新鮮雞蛋

一般雞蛋包裝上有註明有效期限，不過只要透過觸摸與搖晃，就能判斷出雞蛋新不新鮮。摸蛋殼時，外表粗糙就代表雞蛋很新鮮，蛋殼光滑的雞蛋則是因為放太久造成表面的角質層脫落。此外，搖晃雞蛋時，蛋殼內的內容物晃動劇烈時，代表雞蛋不新鮮。

假使透過觸摸與搖晃仍無法分辨雞蛋的新鮮度時，也可以試著將雞蛋放入水裡，如沉到底部並倒向某一側，代表雞蛋很新鮮；如果雞蛋放置太久，就會立起來；放置更久時，雞蛋則會浮在水面上。

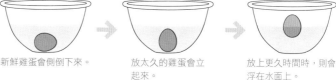

新鮮雞蛋會側倒下來。　放太久的雞蛋會立起來。　放上更久時間時，則會浮在水面上。

147
輕鬆剝水煮蛋殼

煮水煮蛋時，只要加入少許鹽巴和白醋，或是煮好後馬上放入冷水裡，就能輕鬆將蛋殼剝除。如果用了這些方法還是無法剝除蛋殼時，可以再試試以下方法。

撈出煮好的雞蛋並放入密封容器內，再倒入水深達雞蛋高度1/3的水量，再蓋上蓋子搖晃10秒鐘。如此一來，蛋殼表面會產生細微裂縫，空氣與水經由這些縫隙滲入其中，蛋殼和蛋白之間自然就會產生裂縫。從密封容器裡取出雞蛋，再泡在冷水中冷卻，就能輕鬆剝掉蛋殼了。鵪鶉蛋也可使用相同方式剝掉蛋殼。

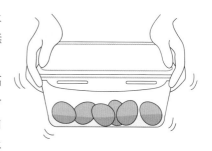

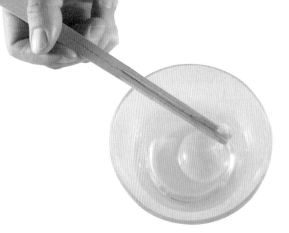

148

如何去除雞蛋的繫帶

雞蛋的繫帶具有固定蛋黃位置的功用。雞蛋如果放置太久時繫帶就會消失，因此搖晃雞蛋時，蛋黃也會跟著晃來晃去。繫帶是由蛋白質組成的，所以不去除也無所謂，但料理時雞蛋較不易打散，因此煮滑嫩的料理時，建議還是將繫帶去除，較不影響口感。打開未掰開的竹筷，以前端夾住繫帶，再往上拉起，就能輕鬆去除繫帶了。

149

快速打蛋的技巧

煎雞蛋絲或蒸蛋時，只要在筷子上沾一些鹽巴，就能輕鬆將雞蛋打散，尤其是蛋白。如果雞蛋最後還是要用鹽巴調味，那麼打蛋時可直接在筷子尾端沾上少許鹽巴後再攪打，快速又方便。

150

快速打發蛋白霜的技巧

烘焙、炸東西或煮蛋料理時，會需要使用到蛋白打出來的細緻泡沫，但往往要攪拌好久才能打出細緻的蛋白霜。這時，先用微波爐加熱蛋白10秒鐘，既省時又省力。

151

如何將蝦子切成蝴蝶狀

這是將蝦子攤開做成蝴蝶形狀的方法。蝦子剪掉蝦頭後，用刀子開背再攤開來，開背的同時也會一併去掉腸泥，算是一石二鳥的方法。蝦子一經加熱後，就會展開變成美觀的蝴蝶形狀了。

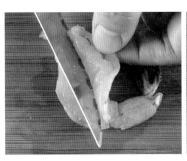 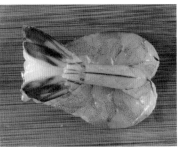

152
去除蝦尾，避免油爆

燙蝦子或炒蝦子時，蝦尾的尖端部分不會帶來影響，但是炸蝦子時可能會產生油爆，因此務必切除蝦尾的尖端部分。用剪刀或菜刀將蝦尾中間的尖端部分剪掉即可。

153
如何去除蝦仁的腥味

蝦仁是蝦子去殼後再冷凍的狀態，使用上十分方便。蝦仁退冰後，通常會散發出蝦子原有的腥味和冷凍產品特有的味道，這時只要撒一些鹽巴和太白粉，輕輕搓揉再洗乾淨，接著泡在溶有小蘇打粉的水中約20分鐘，味道就會消失不見，而且蝦仁也會變得更肥厚飽滿。

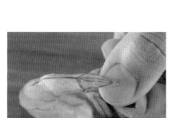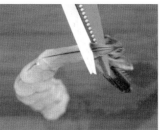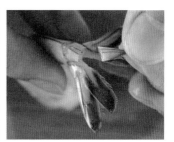

154
各種貝類的吐沙方法

吐沙指的是去除貝類內的異物。我們普遍認為所有的貝類都應該放在鹽水裡吐沙，但是棲息於大海的赤嘴蛤等貝類必須用鹽水吐沙，而海瓜子或蜆仔這類淡水貝類則要用清水吐沙。換言之，貝類必須在跟居住環境相似的環境下吐沙才行。

在鹽水裡吐沙時，以3杯水加2大匙鹽巴的比例來調配鹽水，並在陰涼處浸泡蛤蜊5小時以上。近來超市都是將蛤蜊泡在水裡直接販售，所以不用吐沙就能立即使用。

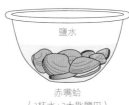
鹽水
赤嘴蛤
（3杯水+2大匙鹽巴）

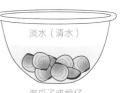
淡水（清水）
海瓜子或蜆仔

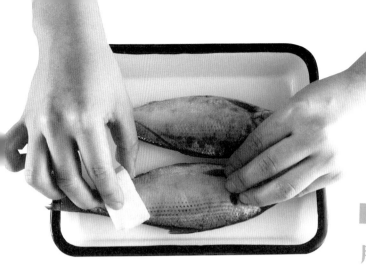

用白蘿蔔刮魚鱗

我們通常會用菜刀來刮附著在魚身上的魚鱗，可是這樣刮時，魚鱗會噴得到處都是，使廚房髒亂無比。如果冰箱裡有白蘿蔔，可以將白蘿蔔切成方便握在手裡的大小，從魚尾往魚頭方向搓拭，就能輕鬆去除魚鱗了。用有蘿蔔葉的尾端來刮魚鱗會更好。

瞭解魚的構造，
處理起來更輕鬆

在家親自處理未清除內臟的魚時，如果不知道內臟的黏接處，就沒辦法將魚處理得乾淨。只要了解魚鰭和魚骨的位置，就能輕鬆將魚處理好。

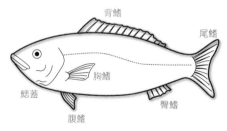

背鰭

尾鰭

胸鰭

鰓蓋

臀鰭

腹鰭

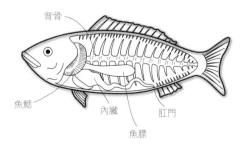

背骨

魚鰓

內臟

肛門

魚膘

春天吃母蟹，秋天吃公蟹

除了七月到八月，一年四季都捕捉得到花蟹，但是最美味的時期是禁漁期之前的春季與禁漁期結束的秋季。換言之，美味花蟹的賞味時期，與產卵時期有密切關係。

花蟹會在六月到七月時產卵，而母蟹會在春季攝取充足的養分，在產卵之前，六月是母蟹肉質最肥美的時期，唯有這個時期才能品嚐到腹內的橘紅色蟹卵。禁漁期結束的秋季是公蟹肉質肥美的時期，因公蟹不會產卵，所以相較於母蟹，秋天時公蟹的蟹肉不僅更肥厚，味道也更加美味。

了解魷魚的肌肉，分切出漂亮形狀

只要瞭解魷魚的肌肉紋路，就能依照不同料理的需求，將魷魚切成適當形狀，讓料理看起來更美觀。橫切時，魷魚會變成直條狀；縱切時，魷魚會捲成圓形；不將魷魚身體剖開，而是整支切下時，會切出魷魚圈。在魷魚身體內側劃刀，可以切出更多形狀。劃花刀時，必須在切魷魚之前就先劃好，可以劃上密密麻麻的對角線，或是劃上兩道長長的直線，就能切出蝴蝶的形狀。

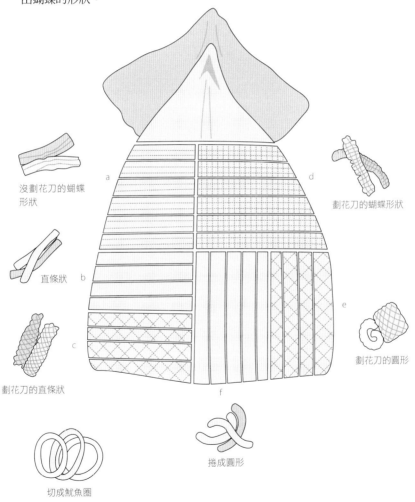

沒劃花刀的蝴蝶
形狀

a

直條狀　b

劃花刀的直條狀　c

d

劃花刀的蝴蝶形狀

e

劃花刀的圓形

f

切成魷魚圈

捲成圓形

維持全雞的完美姿態

　　煮蔘雞湯或烤雞料理時，需要完整保留全雞的樣貌，但雞肉一經加熱後就會收縮，形狀也會走樣，這時只要利用棉線將容易變形的雞腿綁起來，雞肉烹煮後就能維持原來的樣子。

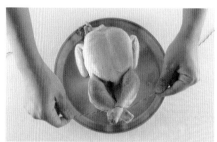

❶雞的肚子朝上擺好，將雞腿交叉，再用棉線繞上數圈。

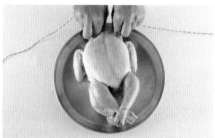

❷將兩條棉線拉到雞脖子處交會。

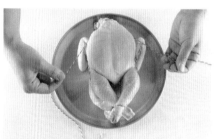

❸再繞過雞翅將棉線拉回雞腿處。

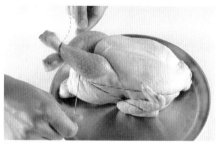

❹在雞腿處將棉線打結綁起固定。

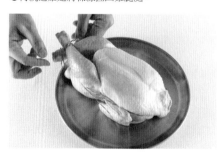

❺完成。料理完成後，再用剪刀剪掉棉線即可。

160

牛肉分級制度

　　牛肉分級制度有助於讓我們依照個人喜好與料理用途來選擇適合的牛肉。牛肉分級制度會根據油花分布程度、肉質色澤、脂肪色澤、肌肉紋理、成熟度等條件，將肉質品質劃分為等級1++、1+、1、2、3以及不合乎標準的等級，為的是讓消費者能輕鬆區分出牛肉的品質，但是等級並非營養成分含量或味道的絕對標準，因此建議還是依照個人喜好或用途來選擇。

161

醃肉的時機

　　肉類通常會先醃過再煮，可是撒鹽會造成水分流失，肉類原有的風味也會跟著水分一同流失，建議烹煮前再醃牛肉或豬肉即可。不過，醃雞肉的前5分鐘要先撒鹽，才能減少雞肉本身的特殊氣味。

162

用流動的水解凍

　　將冷凍食材退冰後再料理時，如果想要縮短時間，我會建議用流動的水來退冰。將裝在夾鏈袋內的食材整個浸泡於裝水的大碗公裡，打開自來水，讓溫度接近常溫的水不斷接觸食材，使食材溫度降低，進而能快速解凍。這時要牢牢封緊夾鏈袋的封口處，水才不會跑進去。此外，用鋁箔紙包覆食材或是將食材放在銅鍋上解凍，也能縮短退冰時間。

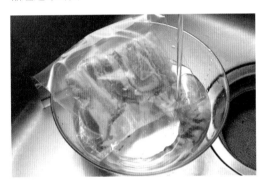

放調味料的順序

煮紅燒料理時，通常會先調好醬汁再放入，不過若是按照順序逐一添加調味料，更能提升食物的風味。比方說，鹽巴比砂糖早放時，食材的水分會隨著鹽巴而流失，無法吸收砂糖的甜味，因而加重紅燒食材的調味比例，可是卻只有紅燒醬汁變甜而已。此外，如果先放白醋，酸味會揮發掉，所以應該最後再放。為了留住醬油和韓式味噌醬等醬料的風味，我也建議最後再放。按照「砂糖→鹽巴→白醋→醬油→韓式味噌醬」的順序添加調味料，才能調出好味道。

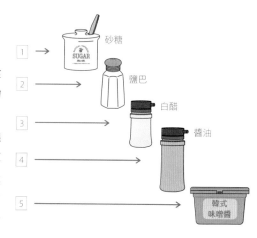

選擇各種油品的用法

不同種類的沙拉油特徵也不一樣，因此必須挑選合乎用途的沙拉油。燃點低的芝麻油、白蘇油、初榨橄欖油等壓榨油適用於涼拌菜或沙拉；燃點高的大豆油、葡萄籽油、芥花籽油、葵花油等精製油則適用於炸東西或熱炒料理。

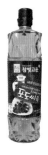

蒸煮料理的火候控制

蒸煮料理必須根據不同的食材來調整火候大小。鮮魚或肉類要用大火蒸，肉質才會軟嫩；蒸蛋類等表面需要凝固的料理則要用小火蒸煮。如果用大火蒸蛋，表面會出現氣泡，口感較差。

如何用勾芡水勾芡

勾芡水不僅能讓湯汁變稠，也能讓食物更具光澤。加勾芡水後食物很快就會變濃稠，所以我們通常會開小火後才加，可是這樣做時，湯汁不但不會變稠，還會變得很混濁。應該是在最後一個步驟轉大火，沿著鍋緣加入勾芡水並快速攪拌，這樣食物才會快速變濃稠，同時發出光澤。

勾芡後如果為了試味道而不斷將沾到口水的湯匙放進鍋內，唾液中的澱粉酶會分解掉勾芡水中的澱粉，使勾芡好的湯汁變稀，需多加留意。

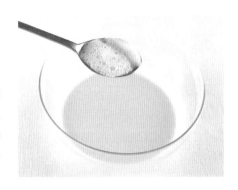

167

做出蓬鬆的麵衣

若要炸出膨脹鬆軟的炸物，可以在炸物麵糊裡添加泡打粉和蛋白。首先，一杯麵粉加入一小匙的泡打粉，再利用冰水或冰啤酒來製作麵糊，這時只要在麵糊裡添加兩顆稍微打發的蛋白，蓬鬆的麵衣就完成了。

168

做出酥脆的麵衣

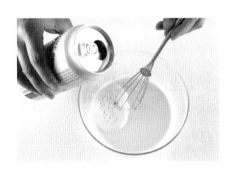

若要炸出酥酥脆脆的炸物，就要使用麩質含量少的低筋麵粉，並添加冰水或略為結冰的啤酒來製作麵糊。啤酒氣泡會在麵糊內形成許多氣孔，讓空氣順利通過，同時將油脂逼出來，進而炸出酥脆的麵衣。以這樣的方式調和而成的麵糊不用過度攪拌，只要在撈出炸物時舉起來上下甩動，增加空氣穿透率，炸物就會變得又酥又脆。

169

將美乃滋加進麵衣裡

調炸物麵糊前，只要先拌勻麵粉和美乃滋，再加入水，麵衣就會變得更酥脆、更鬆軟。加入美乃滋讓麵粉變得有些濕潤後，均勻攪拌至看不到麵粉，然後慢慢加水拌勻。一次就把水全部加入時，會導致油水分離，請多加注意。

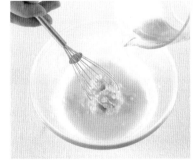
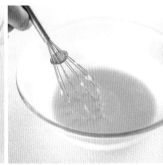

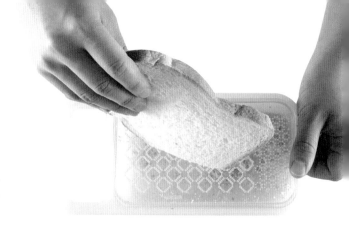

170

魷魚最後再炸

　　要一次油炸蔬菜、魚、魷魚等各種食材時，沒辦法每炸完一種食材就換一次油。為了不讓其它食材染上魚腥味，我會建議先炸蔬菜，最後再炸海鮮食材裡的魷魚。魷魚含有許多水分，所以油炸時水分會跑到炸油裡，一旦魷魚排出過多水分，炸油就會變成老油，無法炸出酥脆炸物。建議最後再炸魷魚。

171

香香脆脆的炸麵包粉

　　製作炸物時，會依照麵粉、蛋汁、麵包粉的順序裹上麵衣，這時如果使用的是好的麵包粉，就能炸出又香又脆的炸物。在此提供一個技巧，就是在蛋汁中加入一些沙拉油，沙拉油會形成薄膜，避免吸收到不必要的水分，所以即使冷掉了也能維持酥脆口感。

172

如何自製麵包粉

　　市售的乾燥麵包粉可以立即使用，快速炸出金黃香脆的炸物，十分方便。不過，如果使用親手製作且帶有少許水分的麵包粉，油炸時不僅麵包粉的水分會揮發掉，也能同時油炸麵包粉，讓炸物變得更香更脆。只要在研磨器上研磨冰凍過後的吐司，就能自製麵包粉。

173

油炸時的注意事項

　　炸東西時，最重要的是不要一次放入太多食材。如果一次放太多食材，油溫會因此下降，食材就無法炸酥。下油鍋時，建議食材只占炸油表面面積的一半即可。此外，撈出炸物前應升高油溫，最後用高溫油炸才能吃到又酥又脆的炸物。

食材下鍋時，只要占炸油表面面積的一半。

174 🕐

用筷子確認油鍋溫度

　　油炸溫度可分為低溫150～160℃、中溫160～170℃、高溫170～180℃，依照不同食材，使用正確的溫度來油炸十分重要。如果沒有油溫計，可以透過觀察竹筷接觸鍋底時所產生的氣泡來確認油溫。低溫狀態下，筷子前端會產生氣泡並緩緩上升；中溫狀態下，整雙筷子會一直冒出氣泡；高溫狀態下，整雙筷子會冒出大量氣泡。

　　除此之外，也可以滴麵糊來測油溫。低溫狀態下，麵糊滴下去會先沉到底部再浮上來；中溫狀態下，麵糊滴下去會沉到中間再浮上來；高溫狀態下，麵糊沉下去一點點就會馬上浮起來。

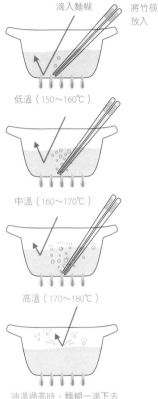

滴入麵糊　　　　將竹筷放入

低溫（150～160℃）

中溫（160～170℃）

高溫（170～180℃）

油溫過高時，麵糊一滴下去就會從油面上彈起。

175 🕐

如何炒香芝麻

　　炒芝麻時，通常會在乾的平底鍋內放入芝麻，再用木勺拌炒，待芝麻開始往上彈起來時就要熄火，因為芝麻炒太久時，香氣就會消失。也可以將芝麻平鋪在盤子上，再用微波爐加熱30秒左右即可。

176 🕐

融化結晶的蜂蜜

　　蜂蜜放在冰箱保存時，會凝固成結晶狀態，雖然可以將凝固的蜂蜜放在室溫下慢慢融化，但若想讓蜂蜜快速融化，我會建議放在滾水中加速融化。將抹布鋪在鍋底，再擺上蜂蜜罐，然後開始倒水，接著用中火煮到蜂蜜融解至70%後再熄火，並用餘溫來融化剩下的蜂蜜。

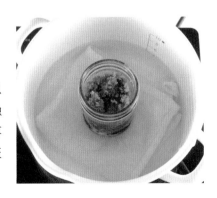

177

舀蜂蜜的技巧

用湯匙舀出蜂蜜或麥芽糖等黏度高的食材時，蜂蜜往往會黏在湯匙上，把蜂蜜罐和其它地方弄得髒兮兮。舀蜂蜜時，只要將湯匙泡在熱水裡再拿出來使用，就能舀得乾乾淨淨。

178

如何挽救變硬的吐司

吐司做好後只放了一天就開始變乾。烤乾巴巴的吐司之前，可以用噴霧器在乾吐司上噴一兩次水，就能烤出外酥內軟的烤吐司。另外，用濕布蓋10分鐘也是好辦法。

179

如何去除腐皮油脂

為了去油而用滾水汆燙腐皮是件麻煩的事，這時最快速的方法便是利用微波爐。先用沾濕的廚房紙巾包裹腐皮，再放進微波爐裡，每兩張加熱30秒，廚房紙巾便會吸附油脂，輕輕鬆鬆就能將油脂去除乾淨。

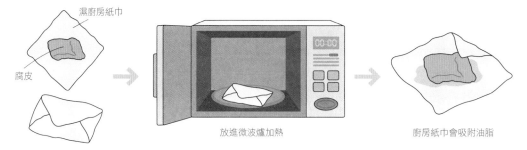

濕廚房紙巾

腐皮

放進微波爐加熱

廚房紙巾會吸附油脂

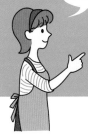

不能共食的食材

小黃瓜＋白蘿蔔

我們通常會將小黃瓜和白蘿蔔放在一起做成醃菜，但是小黃瓜和白蘿蔔並非理想組合。切小黃瓜時會激活抗壞血酸氧化酶，破壞維他命C，進而使白蘿蔔的維他命C被破壞掉。

小黃瓜＋紅蘿蔔

跟小黃瓜與白蘿蔔的組合一樣，抗壞血酸氧化酶會破壞小黃瓜和紅蘿蔔裡含有的維他命C，所以兩者不宜搭配。白醋有助抑制酵素活動，因此如果兩者要一起食用，建議淋少許檸檬汁再吃。

番茄＋砂糖

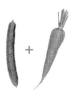

我們通常會在番茄上撒些砂糖再吃，但是砂糖會阻礙人體攝取番茄內含有的維他命B，因此兩者不宜同時攝取。相較於砂糖，鹽巴跟番茄更為搭配。

海帶＋青蔥

青蔥含有許多磷和硫磺，而磷和硫磺會干擾人體吸收海帶內的鈣質，所以建議海帶湯裡不要加入青蔥。

蛤蜊＋玉米

貝類腐壞速度快，是容易壞掉的食材，而玉米則是不易消化的食材，如果同時吃蛤蜊和玉米，不僅會消化不良，人體也沒辦法盡快排出壞菌，所以這兩者不適合作為搭配料理。

起司＋黃豆

起司富含蛋白質和脂肪，同時也含有許多鈣質。黃豆也含有大量蛋白質和鈣質，但是磷酸含量比鈣質高，所以如果同時吃黃豆和起司時，就會形成磷酸鈣，有礙人體吸收起司的鈣質。

紅茶＋蜂蜜

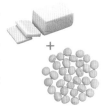

因為紅茶含有的單寧酸會跟蜂蜜的鐵質結合，進而阻礙鐵質的吸收，因此兩者不適合混合飲用。

章魚＋蕨菜

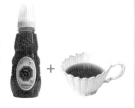

章魚和蕨菜都是不好消化的食材，一起食用時會造成消化不良。

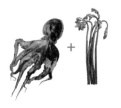

— 飯 & 麵 —

180

洗米時盡快倒掉第一鍋水

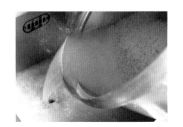

　　再好的米也會因為不同的炊煮方式而影響味道。炊飯前要先洗米，而洗米的過程中，有項能煮出美味白米飯的必備技巧，那就是盡快倒掉第一鍋洗米水。一旦用第一鍋水洗米的時間變長，白米就會吸收泡有雜質的水，因此務必盡快倒掉第一鍋和第二鍋的水。

181

煮飯水的黃金比例

　　只要有鍋子、白米和水，輕輕鬆鬆就能把飯煮好，但是要煮出美味可口的白米飯並沒有這麼簡單。白米和水的比例尤其重要，每種白米的含水量都不一樣，飯的味道也會隨著不同的泡米時間而改變。洗米時用手掌輕輕搓洗白米 3 ～ 4 次，直到洗出清澈的水為止，然後浸泡 30 分鐘以上。

　　沒泡水就直接煮時，白米會沒辦法均勻糊化，煮出不夠軟的白飯。如果白米泡了 30 分鐘以上，煮飯時白米和水的比例是 1：1；如果煮的是未泡水的米，煮飯時白米和水的比例為 1：1.2。另外，如果煮的是新米，白米和水的比例是 1：1.1；如果煮的是陳米，白米和水的比例則為 1：1.5。

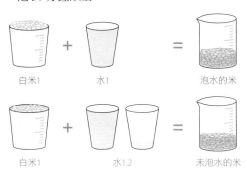

白米1　　　+　　　水1　　　=　　　泡水的米

白米1　　　+　　　水1.2　　　=　　　未泡水的米

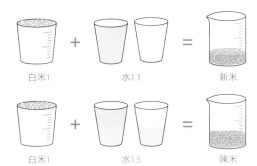

白米1　　　+　　　水1.1　　　=　　　新米

白米1　　　+　　　水1.5　　　=　　　陳米

183

用砂鍋煮飯

　　用砂鍋煮飯時，水分蒸發量會比一般鍋子多，所以事先將白米泡軟十分重要。此外，砂鍋雖然比較慢熱，但是熱度卻可維持一段時間，因此煮飯水容易溢出來，用大火開始加熱後，直到轉為中火之前，建議打開鍋蓋，待煮飯水吸收得差不多時，再用飯勺翻一翻白米，接著蓋上鍋蓋，等到白飯香味四溢時再熄火，並用餘溫再燜一下。

182

同時煮出硬飯與軟飯

　　如果因為家裡有人喜歡硬飯、有人喜歡軟飯而苦惱，快來試試這一招。飯鍋內放入白米和水，再將白米集中到某一側，讓白米高出水面後再拿去煮，就能同時煮出硬飯和軟飯了。

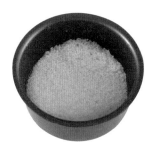

184

製作土鍋飯

　　用土鍋炊飯時，先用大火加熱到鍋蓋發出咯咯聲響，煮滾後轉小火繼續加熱 15 分鐘。接下來別因為飯煮好了就馬上打開鍋蓋，而是熄火後再燜 10 ～ 15 分鐘，這樣才能煮出美味可口的白米飯。飯煮好後再用飯勺好好拌勻，讓空氣進到飯粒之間。

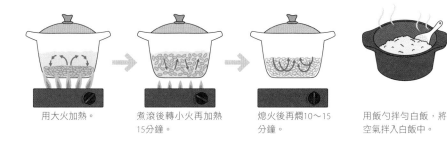

| 用大火加熱。 | 煮滾後轉小火再加熱15分鐘。 | 熄火後再燜10～15分鐘。 | 用飯勺拌勻白飯，將空氣拌入白飯中。 |

185 🌙

用滾水煮飯可加快速度

　　對於下班後要安頓飢腸轆轆的孩子，同時又要準備晚餐的職業媽媽來說，煮飯的時間根本不夠用。如果煮飯時用滾水來煮未泡水的白米，就能縮短煮飯的時間。這是因為水溫高時，水分便會快速被白米吸收的緣故。

186 🌙

搶救半生不熟的飯 & 燒焦的飯

　　現今鮮少有家庭會煮土鍋飯或石鍋飯來吃，偶爾用土鍋或石鍋來煮飯時，會發現飯不是沒煮熟就是焦掉了。若想讓半生不熟的白飯變得軟硬適中，可以用筷子在未煮熟的白飯上戳洞，然後均勻淋上兩大匙清酒，再用小火加熱 5 分鐘，就能煮出軟硬適中的白飯了。此外，假如因為飯焦掉了導致飯粒有燒焦味，可以將一杯冷水連同杯子一起放在白飯上，再蓋上鍋蓋靜置 10 分鐘，焦味就會消失了。

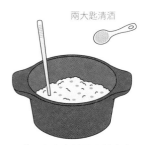

用筷子在未煮熟的白飯上戳洞，再淋上兩大匙清酒。

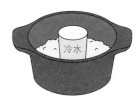

將一杯冷水放在燒焦的飯上，再蓋上鍋蓋。

187 🌙

熬粥的技巧

　　忙到不可開交時，偶爾也可以用白飯來煮粥，不過用白米來熬粥時，白米會慢慢膨脹開來，所以吃起來口感更棒。用搗缽將泡過水的白米搗碎，再放到鍋子裡，以一杯白米放 5 ～ 6 杯水的比例來煮粥最恰當。煮粥時打開鍋蓋並以小火慢熬，熬煮的同時，偶爾攪拌一下才不會黏鍋。

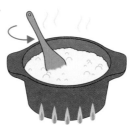

熬煮的同時，偶爾攪拌一下。

188 🌙

同時煮飯和煮粥

　　沒時間卻要同時煮出白飯和粥的情況下，只要利用電子鍋就能一次搞定。煮飯時用深碗來裝要煮粥的白米和水，然後放到白米上煮，就能同時煮出白飯和粥了。不過，煮粥時可能會溢出來，因此建議白米和水只要裝到碗的一半高度就好。

麵條種類和分量

市售麵條的種類大致有三種,有揉麵後切好再以冷藏方式流通的「生麵」;煮過後真空包裝起來的「熟麵」;以及乾燥無水的「乾麵」。一般來說,一人份的乾麵會大約是 80 ~ 100 公克,生麵是 150 公克,熟麵則為 200 公克。

煮麵的常見作法

想要煮出未泡爛且帶有嚼勁的麵條,不只製麵材料重要,煮法也很重要。接下來就來瞭解如何煮出嚼勁十足的麵條。

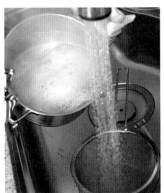

❶鍋內倒入五倍麵量以上的水煮開,水滾後將麵條攤開成扇狀放入。

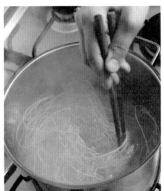

❷用筷子攪拌,避免麵條黏在鍋底。

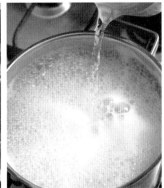

❸煮滾後倒入1/2杯的冷水,此過程重複2~3次。

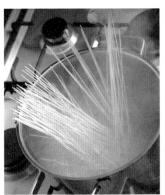

❹麵條煮軟後,倒入篩網內沖冷水快速冷卻。

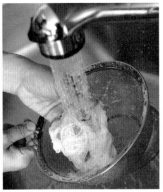

❺輕輕搓洗幾下以便去除麵條表面上的澱粉。

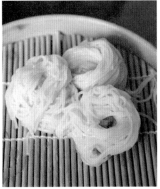

❻麵條捲成團狀後擺到竹盤上瀝乾水分,就不會黏在一起了。

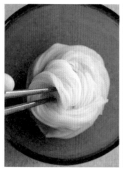
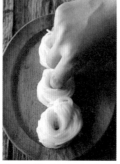
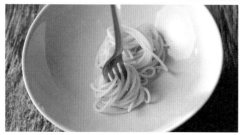

用豆腐自製豆漿麵

豆漿麵是美味且營養價值高的食物,由於必須經過浸泡黃豆後再煮的繁雜程序,要自製豆漿麵並不容易。不過,只要利用豆腐和牛奶,也能輕鬆做出香醇的豆漿麵。

首先用調理機研磨1/2塊豆腐和1.5杯牛奶(兩人份),再用鹽巴調味,接著放到冰箱內冰涼,又香又醇的豆漿就完成了。接下來,只要把用豆腐和牛奶製成的豆漿倒入煮好的麵條裡,即完成既爽口又清香的豆漿麵了。另外,研磨時也可以用豆漿代替牛奶。

讓麵條更美味的盛裝方式

將煮好且富有嚼勁的麵條盛盤時,如果能多花點心思盛盤,不僅看起來美觀,品嚐時也會更易入口。將煮好的麵條用筷子稍微捲繞整齊,或是用手抓起一些麵條繞在食指上再盛盤,就會變成一道拿出來招待客人也毫不遜色的美食。將跟義大利麵一樣條條分明的麵條盛盤時,只要將叉子放在麵條中間轉一轉再捲起來,盛起來就會十分美觀。

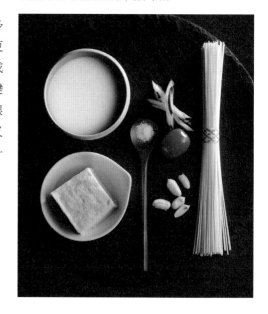

將泡麵夾起再放入

　　速食泡麵是油炸而成的油炸麵。油炸時，麵條裡的水分會蒸發，進而將麵條炸熟並產生微小細孔。用滾水烹煮炸乾的泡麵，水就會跑進微小細孔內，使麵條還原成原來的狀態。麵條開始變軟後，只要用筷子將麵條重複夾起來再放進鍋裡數次，冷空氣便會跑進麵條的細孔中，這樣就能吃到更飽滿且帶有嚼勁的泡麵了。

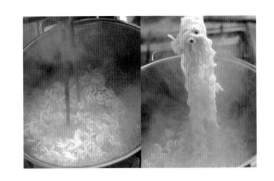

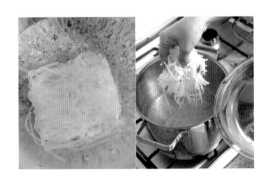

米粉先泡軟再煮

　　米粉要先泡軟再煮才能留住 Q 彈口感。建議將米粉放到冷水裡浸泡 20～30 分鐘，待米粉充分吸收水分變軟後，再放到滾水裡煮。

冷凍韓式年糕

　　使用過年時做完冷凍起來的年糕時，建議先用冷水充分泡軟後再使用。即使冷凍保存時有妥善密封起來，但是放在冷凍庫裡還是會變乾，因此若是直接放到滾水裡煮，年糕的表面會因為溫度變化大而裂開。建議先用冷水浸泡，讓年糕充分吸收水分後再使用。

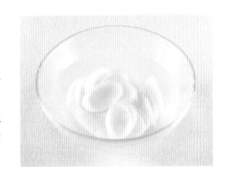

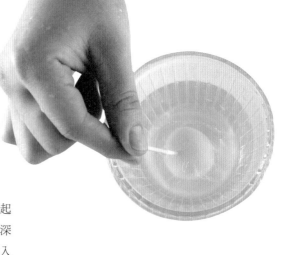

196

用微波爐煮水波蛋

　　水波蛋是適合放在麵料理或是和麵包一起享用的理想配菜。煮水波蛋時，首先要用較深的鍋子煮水，待水開始冒泡後，在滾水中加入一大匙白醋，然後打破雞蛋盛在湯勺上，再小心翼翼地放入滾水裡。待表面煮熟且不會裂開的狀態時，再將雞蛋撈出。另外，也可以在碗裡倒水，然後小心將雞蛋打入碗中，並用叉子刺一下蛋黃，接著再用微波爐加熱煮熟。用微波爐煮水波蛋時，可透過觀察雞蛋狀態來調整自己想要的熟度。

197

自製有嚼勁的麵疙瘩

　　自製美味又帶有嚼勁的麵疙瘩時，會先在麵粉裡加些鹽巴和沙拉油，然後再慢慢加水搓揉，這時，只要再放入一些檸檬汁，就能揉出更有嚼勁的口感。將揉成一團的麵團放進塑膠袋內，再放到冰箱醒麵兩個小時以上，麵團就會變得更有黏性且富有嚼勁。撥麵疙瘩下鍋時，用雙手的大拇指和食指將麵團拉長，手指再沾水將麵團壓扁、壓大即可。撥太厚容易煮不熟，且吃起來會有麵粉味。

198

不讓焗烤烤焦的技巧

　　為了不讓焗烤烤焦，通常會在烤盅底部塗上奶油，避免食材烤焦或黏鍋。不過更方便的辦法是，食物盛盤前先用水浸濕焗烤烤盅，再擦掉烤盅外部的水跡，內部水跡不用擦掉，直接將食物盛盤即可，如此一來，食物就不會黏在容器上或烤焦了。

下。廚。時

湯品

199 🌙

零星蔬菜收放整齊

　　別把白蘿蔔、大白菜、蔥等沒用完的零星蔬菜丟掉，建議裝在冷凍專用的夾鏈袋內冷凍保存。熬高湯時，就可以從冷凍庫取出零星蔬菜使用，只要妥善保存，就能讓食材完全利用不浪費。

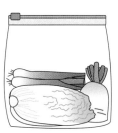

零星蔬菜裝在夾鏈袋內
冷凍保存。

200 🌙

昆布最適合熬煮肉湯

　　煮白蘿蔔牛肉湯時，若是將牛肉放在冷水裡去除血水後再熬湯，通常湯的顏色都會變黑、變混濁，這時，應立即撈掉湯面上的浮油和殘渣，待牛肉煮熟且白蘿蔔煮爛時，再放進長寬10公分的昆布煮沸，如此一來，混濁的高湯就會變得清澈又乾淨。不過昆布別煮太久，最好煮10分鐘就撈起來。

昆布

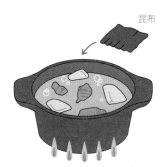

放入昆布，能讓肉湯變清澈。

201

讓昆布高湯升級的方法

　　乾燥昆布的表面上有白色粉末，這是昆布釋出甘甜味的成分，如果用水洗掉這些白色粉末，將使昆布風味盡失，因此建議用抹布輕輕拍掉後再使用即可。順著昆布紋理的反方向剪出開口，不僅昆布表面會釋出鮮甜味，就連昆布內也會流出甘甜味道，讓高湯喝起來更美味。

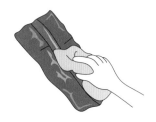

202

如何煮出濃郁的鯷魚高湯

　　用乾燥鯷魚熬高湯時，為了不熬出苦澀味，建議先去除魚頭和內臟，接著縱向切開後再使用。比起直接放下去煮，縱向切開後再入鍋，能讓鯷魚的鮮甜味釋放出來，讓高湯風味更濃郁。

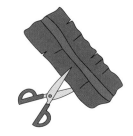

用抹布輕輕拍掉昆布上的白粉，再順著紋理反方向剪開昆布。

203

打開鍋蓋熬煮鯷魚高湯

　　熬煮鯷魚高湯時，去除腥味十分重要，因此熬煮時務必打開鍋蓋。假如鯷魚本身有很重的腥味，建議先用平底鍋乾炒一下，或是用微波爐加熱1分鐘後再使用。鯷魚煮太久時會釋出苦味，所以最好煮10分鐘就撈起來。

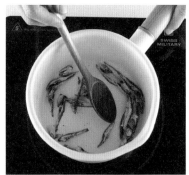

204

關火後再放柴魚片

　　柴魚片（鰹魚乾）有獨特風味，主要用來熬煮日本料理的高湯。好的柴魚片顏色不會太深，味道也不會太濃郁。關火後再放入才能減輕它的腥味，接著浸泡20～30分鐘，再用篩網或紗布過濾，就能煮出清澈高湯。

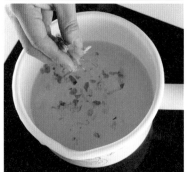

205 ◑

蛤蜊高湯料理

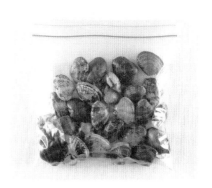

蛤蜊高湯的味道清爽可口,與添加海鮮的清湯和火鍋等料理都是很好的搭配。貝類吐沙後洗淨再使用,沒用完的貝類則擦乾水分冷凍起來,需要的時候就能立即派上用場。雖然貝類一冷凍就會死掉,但加熱過後外殼還是會跟冷凍前一樣張開來。

206 ◑

蛤蜊高湯產生的泡泡

使用蛤蜊高湯來煮湯或火鍋時,湯煮滾後通常會產生大量泡泡,這些浮在湯面上的泡泡是蛤蜊的雜質,需要撈掉,湯頭才會甘醇好喝。

207 ◑

韓式味噌醬與日式味噌醬的差別

韓式味噌醬使用百分之百的黃豆製成,味道香醇且帶有鹹味;日式味噌醬是用黃豆、米、麥、麵粉等材料製成,所以味道清淡並帶有甜味。用韓式味噌醬煮味噌湯時,要煮得夠久味道才會濃郁,但是用日式味噌醬煮太久時,湯頭會變得又苦又澀。水滾後,放入食材和味噌後一起煮滾,才是留住日式味噌香氣與味道的祕訣。

208 ◑

看似簡單卻不易煮的黃豆芽湯

黃豆芽湯味道清爽,只要用鯷魚熬出高湯,再放入黃豆芽熬煮即可,但是煮好後往往會覺得少了什麼。這時,只要添加蝦油、鯷魚魚露、白帶魚魚露等風味的魚露,就能提升湯頭的鮮甜味。若是再用湯用醬油和鹽巴提味一下,便能煮出風味截然不同的黃豆芽湯。

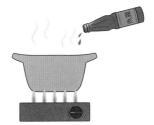

黃豆芽湯加入魚露,湯頭更鮮甜。

煮黃豆芽料理時，鍋蓋不能反覆開蓋

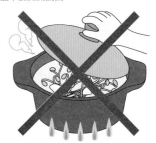

煮黃豆芽料理時，
鍋蓋不要開開關關。

黃豆芽料理之所以有豆腥味，是因為黃豆芽含有的酵素「脂肪加氧酶」向外排出所造成。料理時只要注意一個環節，就能去除豆腥味。方法就是鍋蓋要開或要蓋，只能選擇其中一種方式。換言之，不要把鍋蓋掀開來又蓋起來，只要使用單一方法烹煮黃豆芽，就能去除豆腥味。以前長輩的說法是，煮黃豆芽料理時蓋上鍋蓋後就不要再打開，不過只要不是掀開後又蓋起來，烹煮時打開鍋蓋也無妨。

用沒入味的泡菜煮泡菜鍋

用酸泡菜煮泡菜鍋才會好吃，但並不是常常都有酸泡菜可用，所以有時候會用沒入味的泡菜來煮泡菜鍋，並加入白醋。用香油拌炒尚未入味的泡菜，接著倒水熬煮，最後再以每兩人份的泡菜鍋加1/2大匙的比例來添加白醋，泡菜鍋就會像用酸泡菜煮的一樣富有濃郁風味。

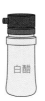

白醋

泡菜鍋加淘米水

煮泡菜鍋時，通常會使用鯷魚高湯、牛骨高湯或生水等各種湯汁，不過也可以添加淘米水來取代這些湯汁。淘米水裡含有白米的水溶性營養素，所以若是在煮泡菜鍋、韓式味噌鍋、海帶湯等料理時使用淘米水，就能煮出濃郁湯頭。建議用洗第三次或第四次的淘米水來烹煮食物最恰當。

如何煮出不會破掉的湯餃

冷凍水餃沒有退冰就直接拿去煮或放進湯裡面時，水餃容易破掉，這時，可以在滾水中滴幾滴白醋後再下水餃，水餃皮就不會破掉了。白醋的酸味具有揮發性，加入後會揮發掉，因此不用擔心會帶來酸味。

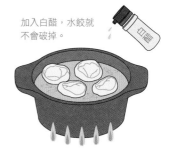

加入白醋，水餃就
不會破掉。

海帶湯不放蔥

　　大部分的湯料理通常少不了蔥，但是煮海帶湯時不能放蔥。因為海帶含有黏黏滑滑的成分「海藻酸」，當蔥與海藻酸作用時，將吃不出海帶特有的爽脆口感。此外，若是在海帶湯裡放蔥，蔥含有的磷和硫磺會抑制人體對海帶內鈣質的吸收，因此海帶湯裡不建議加蔥。

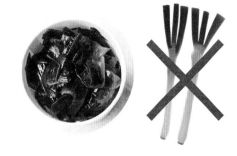

讓咖哩風味升級的洋蔥

　　只要善用炒過的洋蔥，就能提升咖哩的風味。將洋蔥剁碎或切絲，再放進熱好油的平底鍋內用小火慢炒，炒到洋蔥變成褐色後再放入其它食材，咖哩的甘甜味就能增加好幾倍，這時應注意的是，別讓洋蔥炒焦了。一人份的咖哩只需要使用到小顆洋蔥的1/2左右即可。

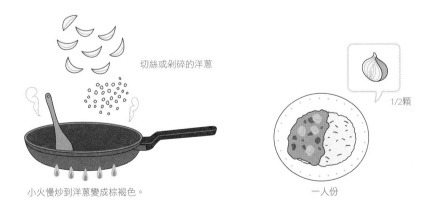

切絲或剁碎的洋蔥

小火慢炒到洋蔥變成棕褐色。

1/2顆

一人份

215

煮咖哩時需打開鍋蓋

　　煮咖哩時，為了讓蔬菜熟透，通常會蓋上鍋蓋再煮。雖然蓋上鍋蓋能縮短烹煮時間，但是水分會濃縮在鍋子內，無法蒸發，使咖哩像水一樣稀，煮也煮不稠。此外，肉腥味也會殘留在咖哩中。因此煮咖哩時，建議打開鍋蓋烹煮。

216

讓剩餘咖哩變好吃的技巧

　　咖哩通常一次會煮很多，但下次要吃的時候如果直接加熱，咖哩會因為水分蒸發而變鹹，這時比起加水，我更建議加入鮮奶再加熱。咖哩會因為鮮奶中的脂肪而變得更滑順，同時也能中和一下鹹味。也可以用優格代替鮮奶。

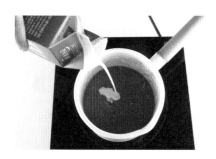

217

一個動作讓咖哩汁
不滴出來

　　用湯勺舀咖哩時，就算再怎麼小心翼翼，往往還是會流好幾滴出來。舀咖哩時，只要用湯勺底部輕輕沾一下咖哩表面再提起，咖哩就不會流下來了。

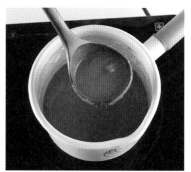

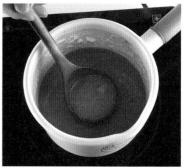

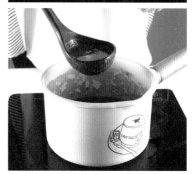

─ 小菜 ─

蔬菜類

218 🕐

如何醃出好吃的小黃瓜

要醃出好吃的小黃瓜，小黃瓜的大小、鹽巴用量、醃漬時間很重要。斜切小黃瓜後，每條小黃瓜加一小匙鹽巴，輕輕搓揉後靜置15分鐘。接著，無須用水沖洗，只要倒掉從小黃瓜中逼出的水分，就能吃到好吃但不會死鹹的涼拌小黃瓜。

醃漬時，每條小黃瓜撒一小匙鹽巴。

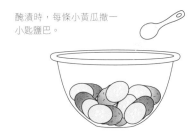

219 🕐

讓小黃瓜入味的方式

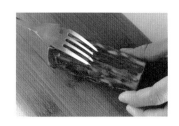

小黃瓜是夏季蔬菜，做成沙拉既清脆又爽口。不過，缺點是小黃瓜的皮很厚，不容易入味。可以在切小黃瓜之前，先用粗鹽搓拭外皮並清洗乾淨，再如圖所示，用叉子在小黃瓜表面刮出凹痕，如此一來，沙拉醬就能經由這些凹痕滲入小黃瓜內。

220 ☾

讓茄子維持鮮豔的技巧

清蒸茄子時，必須讓外皮碰到蒸鍋底部再蒸。如果茄子顛倒擺放，水蒸氣會直接接觸到茄子肉，容易煮爛。蒸7～8分鐘後，無須用冷水沖洗，直接將茄子擺在竹盤上，再用餘溫讓茄子均勻熟透即可。此外，蒸煮茄子時，放入蝦殼一起煮，茄子的顏色會變得更鮮豔且泛有光澤。每條茄子放一隻蝦殼最恰當，沒有蝦殼時也可以用蝦米。

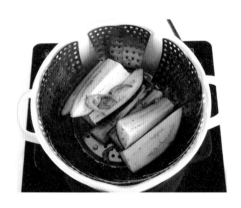

221 ☾

切好的茄子泡鹽水

茄子切開後，與空氣接觸的那一面會變黑。若想防止茄子表面變黑，就必須將切開的茄子泡在鹽水裡，泡入時，再用器皿輕壓一下，讓剖面泡入水中，這樣茄子顏色就會變得更鮮豔。只要泡水10分鐘即可。

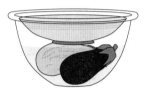

將茄子放入鹽水中，輕壓不讓它浮起來。

222 ☾

先用油拌過茄子再炒

茄子剖面一碰到油就會快速將油吸收掉，因此炒茄子前如果能先用油拌一拌再炒，就能減少茄子的吸油量。

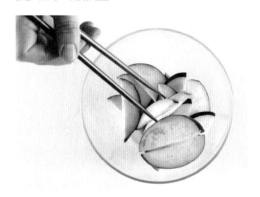

223

豌豆不變乾的方式

豌豆是容易變乾的食材，一旦變乾，味道就會變差。買豌豆時，為了不讓豌豆變乾，建議去殼後立即泡水。燙好的豌豆不建議放在篩網上瀝乾水分，最好浸泡在冷水裡。

224

翠綠光澤的豌豆

豌豆燙好放入料理中時，光澤會隨著時間流逝而慢慢消失。為了長時間維持豌豆的翠綠光澤，將豌豆浸泡在溫熱鹽水裡30分鐘後再氽燙，豌豆鮮豔翠綠的光澤就能維持一段時間。

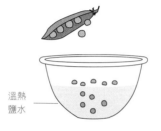

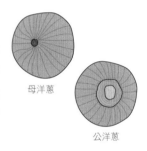

溫熱
鹽水

泡在鹽水裡30分鐘左右。

翠綠光澤的豌豆煮好了。

225

洋蔥也有雌雄之分

超市買的洋蔥有的圓、有的長，雖然偶有差異，但通常圓的是母洋蔥，長的是公洋蔥。更準確的區分方式不是依照外形，而是要透過觀察鱗莖剖面處來判斷，母洋蔥的鱗莖剖面處有凹陷；公洋蔥的鱗莖剖面處沒有凹陷，而是裂開來的。相較於母洋蔥，公洋蔥的鱗莖含有養分，所以根部的味道相對較差，母洋蔥會比公洋蔥好吃。

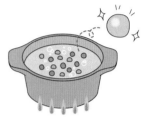

母洋蔥

公洋蔥

226

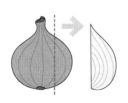

順著紋理切，能留住辛辣味和口感。

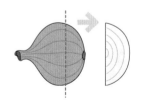

跟紋理呈直角切，洋蔥軟而不嗆辣。

一顆洋蔥擁有兩種風味

洋蔥的味道和口感會隨著不同切法而改變，所以要先決定適合料理的切法。順著洋蔥紋理切時，能留住洋蔥的嗆辣味和耐嚼度，適合用於熱炒料理等需要加熱的料理。跟洋蔥紋理呈直角切時，會使洋蔥的嗆辣味流失掉，而且組織斷裂也會讓洋蔥變柔軟，所以適用於不用加熱的沙拉、涼拌菜等料理。

切末的技巧

我們通常會將洋蔥和蔥切成末再使用，只要學會
切末的技巧，下廚就會變得更快速簡單。

洋蔥

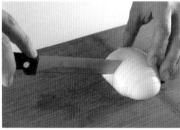

❶剖半的洋蔥放在砧板上，縱向劃刀切
開，尾端保留1公分。

❷平放菜刀，橫向切成3～4等份。

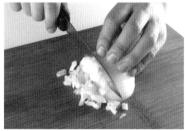

❸左手抓住洋蔥，從右邊開始切成細末
狀。

蔥

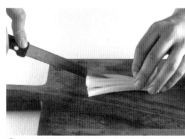

❶左手抓住蔥的某一側，劃刀將蔥切開。

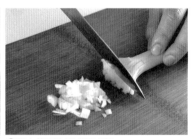

❷從右邊開始切成細末狀。

洋蔥切完要馬上炒

洋蔥炒過之所以會產生甜味，是因為釋出洋蔥特殊香氣與辛辣味的硫化合物一經加熱，就會變成丙基硫醇，進而釋出甜味。硫化合物具揮發性，一旦洋蔥切開來擺上一段時間，硫化合物就會揮發掉，因此洋蔥切完應馬上炒，才能保持它濃郁香甜的滋味。

用微波爐炒洋蔥

漢堡肉排或可樂餅裡會加入洋蔥，比起直接放入生洋蔥，炒過後再添加，不僅能釋出更多甜味，還能去除多餘水分。假如覺得用平底鍋炒洋蔥很麻煩，也可以試試看微波爐。洋蔥剁碎後放入耐熱容器裡，再倒入沙拉油，如果能滴一些白酒會更好。輕輕蓋上保鮮膜後，放入微波爐，每100公克的洋蔥加熱5分鐘，如此一來，洋蔥就會跟炒過的一樣，這是忙不過來時的快速小撇步。

讓枯萎的青菜變新鮮

菠菜、生菜、芝麻葉等葉菜類蔬菜放入冰箱保存時，往往很快就會乾掉無法食用，這時，只要利用簡單的方法，就能讓青菜恢復新鮮。在1公升的水中添加3滴白醋和1/4小匙砂糖，攪拌均勻，再將枯萎的青菜泡入其中20分鐘，如此一來，奄奄一息的青菜就會變得新鮮有活力。

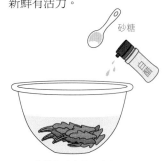

砂糖

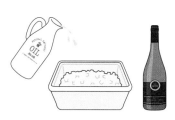

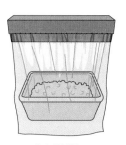

將白酒和沙拉油滴入洋蔥末裡。

蓋上保鮮膜。

將枯掉的青菜泡在加了白醋和砂糖的水中。

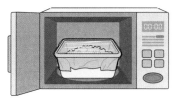

放入微波爐，每100公克加熱5分鐘。

青蔥切絲

　　青蔥切成細絲後適合擺在食物上做裝飾，不過用來當裝飾前，為了平衡食物的味道，建議先去除蔥的辛辣味。先將蔥切成10公分長，然後縱向對切成兩半，再去除蔥心，擺整齊後切成絲狀。或是將蔥切成10公分長後，用左手抓著蔥的另一側，一邊旋轉蔥、一邊劃刀，劃完再切下來。只要將切好的蔥絲泡在冷水裡，就能去除蔥的辛辣味，而蔥也會捲成圓弧形。用篩網瀝乾蔥絲的水分後再使用，捲成圓弧形的蔥絲能增加食物的分量感，讓料理看起來更美味。

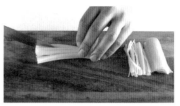
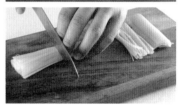

醃泡菜的絕佳技巧

　　醃泡菜看似簡單，但許多人都有醃失敗的經驗，絕非一件容易的事。原因在於醃泡菜必須考量到時間、溫度、鹽巴用量、大白菜重量等各種因素的相互作用。一般來說，如果要醃一棵2.5公斤重的大白菜，水和鹽巴的比例是10：1，將18杯水和1.8杯海鹽混勻調成鹽水。白菜棵數增加時，也要增加水量，讓水可以蓋過大白菜，並同時增加合乎水量的鹽巴用量。

1.水和鹽巴混勻調成鹽水。摘下大白菜的外葉，切掉根部，底部切幾刀後用手掰開。

2.白菜泡鹽水後取出。

3.在白菜莖部的各個縫隙間撒上1.5杯海鹽。

4.約莫醃40分鐘後，將重石塊擺在白菜上，接著從旁邊倒入鹽水。

5.約莫醃4小時後，上下層位置互換。

6.再醃4小時後，將醃好的白菜置於水中清洗兩次。

7.放在瀝水盤上去除水分時，將白菜倒扣過來，水分比較容易滴乾。

一棵約為2.5公斤

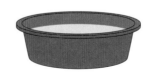

水：鹽巴＝10：1
18杯水＋1.8杯鹽巴

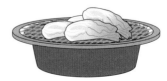

把醃好的白菜倒扣過來。

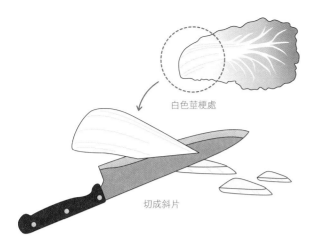

白色莖梗處

切成斜片

如何處理大白菜的莖

　　大白菜的白色莖梗比綠色葉子硬，不僅煮熟很費時，煮到入味也很花時間。將菜刀拿斜，再將莖梗切成斜片，將莖梗的厚度變薄，切面也會跟著變大，這樣的形狀就能減少烹煮時間，而且也更容易入味。

冬天是菠菜的季節

　　超市裡幾乎一整年都看得到菠菜，所以大家往往不知道菠菜的盛產季節是何時，普遍都認為蔬菜的盛產季節在夏天，但營養最多且味道最好的菠菜產季是在冬天。冬季的菠菜根部泛紅，葉子有高有低，味道清甜可口。

打開鍋蓋燙菠菜

　　正確燙菠菜的方式，不需蓋鍋蓋，並在滾水中放入少許鹽巴，汆燙後馬上用冷水沖洗。菠菜富含會釋出苦澀味的草酸，所以燙菠菜時不要蓋鍋蓋的用意，是為了讓草酸跟著水蒸氣一起蒸發，而加些鹽巴再汆燙，可以讓菠菜的翠綠色澤更鮮豔。

菠菜

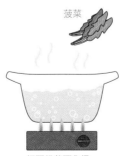

打開鍋蓋再汆燙。

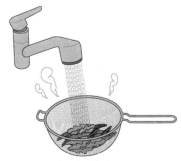

馬上用冷水沖洗。

如何燙出雪白色的花椰菜

　　欲將花椰菜燙得雪白美麗，可以在滾水中添加少許白醋再汆燙，汆燙後不要用冷水沖洗，而是直接用篩網瀝乾水分，並用餘溫讓花椰菜熟透，如此一來，雪白色的花椰菜就完成了。

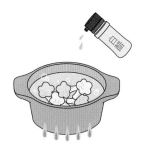

滾水中加些白醋再汆燙，花椰菜的色澤就會變白。

降低水煮高麗菜的特殊味道

　　在軟綿綿的高麗菜裡包些白飯和韓式拌醬再吃，能讓食慾大開。但高麗菜經過清蒸或水煮時，因為受到熱的影響會分解出硫磺，而產生特殊氣味，假如你很在意這個味道，不妨在清蒸高麗菜時放入一大匙的白醋，便能抑制此氣味。

如何讓青江菜均勻熟透

　　炒青江菜時，往往葉子都炒爛了，但莖梗卻還是硬邦邦。這是因為莖和葉的厚度不同，導致熱傳導的程度也不一樣所造成。只要在莖梗上劃個幾刀，熱傳達到莖梗的溫度就會與葉子的溫度相近，如此一來，青江菜就會熟得很均勻。

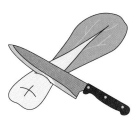

在莖梗上劃刀。

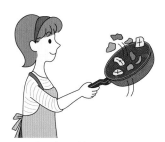

青江菜就會熟得很均勻。

用50℃的水清洗高麗菜後再保存

　　用50℃的水清洗高麗菜後再保存，是日本別府一帶早期流傳下來的祕訣。據說日本為了長期保存新鮮蔬菜，會在溫泉水裡清洗蔬菜，原本擔心蔬菜會因為溫泉水的溫度太高而被燙熟，或是馬上枯掉，但沒想到高麗菜反而變得更新鮮。在50℃的水中清洗高麗菜，瀝乾水分後放進夾鏈袋內冷藏保存，就能吃到比用冷水清洗還要來得新鮮的高麗菜。

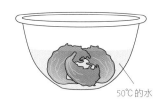

50℃的水

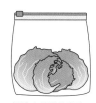

放進夾鏈袋內保存。

240

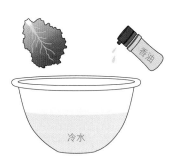

不軟爛的涼拌生菜

即使在吃之前才將酸酸甜甜的涼拌生菜拌好，生菜也會馬上變軟，看起來很不美觀。若要讓生菜軟化得慢一點，可以在添加了香油的水中清洗生菜。在冷水裡添加少許香油，然後浸泡一下生菜，再撈起來瀝乾水分，如此一來，油就會覆蓋在葉面上，就能吃到較為新鮮的生菜。食用前，再將生菜拌一拌即可。

241

防止生菜出水

涼拌生菜放越久越容易出水，味道與口感也會跟著變差。涼拌生菜會出水的原因，來自於添加了用來當作調味料的鹽分，而防止蔬菜出水的最佳辦法就是要吃之前再拌。先將材料和調味料準備好，端上桌之前再快速拌勻，就能留住蔬菜的清脆口感和分量感。

242

用冰的食材與調味料製作涼拌料理

製作冰冰涼涼的美味涼拌料理時，比起拌好再放進冰箱，如果能先將處理好的材料和調味料放在冰箱裡冰涼，要吃之前再拿出來拌勻，涼拌料理就會更加美味。炎炎夏日之際，為了吃到透心涼的涼拌料理，也可以將盛裝涼拌菜的器皿放進冰箱冰30分鐘以上再使用。

243

防止蓮藕和牛蒡變黑的方法

蓮藕和牛蒡切開後會馬上變色，所以處理後應立即泡在白醋水裡。只要將蓮藕或牛蒡泡在滴了2～3滴白醋的水中20分鐘，就能有效防止顏色變黑，同時也能去除澀味。

244

鍋蓋決定蓮藕的口感

醬燒蓮藕有時很有嚼勁，有時卻又清脆十足，差別在於調理方式。處理好的蓮藕和紅燒醬油一起放入鍋子內後，蓮藕的口感會隨著烹煮時鍋蓋開或關而改變。如果烹煮時蓋上鍋蓋，水分會留在鍋內，讓蓮藕變得綿密且帶有嚼勁；如果烹煮時打開鍋蓋，水分會蒸發，進而使料理時間變長，蓮藕口感則會變得比較清脆。

246 ◑

煮出不過爛的馬鈴薯

　　煮馬鈴薯時，為了防止馬鈴薯的原味流失到水中，最好減少水量。將馬鈴薯放入鍋內，再倒入幾乎要蓋過馬鈴薯的水量，然後蓋上鍋蓋燉煮，如此一來，馬鈴薯才不會煮爛，味道也會更加美味。

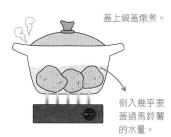

蓋上鍋蓋燉煮。

倒入幾乎要蓋過馬鈴薯的水量。

245 ◑

如何快速氽燙美味的黃豆芽

　　製作涼拌黃豆芽時，假如放太多水進行氽燙，不但會破壞維生素，也會耗費太多時間，以下介紹快速燙出美味黃豆芽的方法。

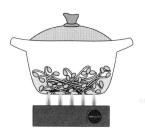

❶黃豆芽放入鍋內，再倒入可蓋過一半黃豆芽的水量，蓋上鍋蓋煮滾。

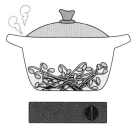

❷冒出蒸氣時熄火，鍋蓋蓋著再燜5分鐘。

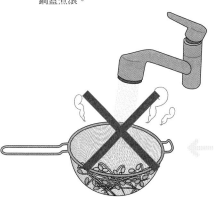

❹不需用冷水沖洗煮好的黃豆芽。

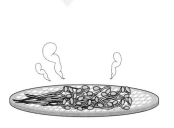

❸在篩網上鋪平，快速瀝乾水分和冷卻。

247

酥酥脆脆的炸薯條才好吃

炸薯條的重點在於酥脆度。如果希望薯條放久後還能維持它的酥脆口感，建議切好的馬鈴薯先泡水去除澱粉再炸。馬鈴薯泡水約10分鐘，待澱粉去除得差不多時，用廚房紙巾擦去所有水分後再炸，薯條不但可以炸得又酥又脆，也能同時去除馬鈴薯的苦澀味，讓風味更上一層樓。

248

輕鬆剝除馬鈴薯皮

馬鈴薯連皮一起蒸時，因為皮很薄，通常不太好剝除。這時，只要一蒸完馬鈴薯馬上泡冷水1分鐘，就能輕鬆剝掉馬鈴薯皮。

249

馬鈴薯泥調味順序

煮好的馬鈴薯冷掉後不容易入味，所以最好趁熱搗碎並用鹽巴和胡椒調味，但並不建議這時加入美乃滋，因為美乃滋受熱會融化，變得又濕又稀，味道也會跟著變差。待馬鈴薯放涼後，再放入美乃滋輕輕拌勻即可。

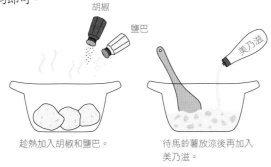

趁熱加入胡椒和鹽巴。　　待馬鈴薯放涼後再加入美乃滋。

250

常溫保存馬鈴薯沙拉

沙拉通常會冷藏保存，冰涼後再吃。不過相較於放在冰箱保存，常溫保存馬鈴薯沙拉（馬鈴薯泥）會更好吃。馬鈴薯的澱粉一經加熱後會變成預糊化澱粉，味道和風味都會變好，可是一旦將它放在冰箱保存，預糊化澱粉又會再次變回生澱粉，使味道和風味變差。只要不是在炎熱夏日，會建議常溫保存馬鈴薯沙拉，較為美味。

251 🌙

可樂餅不破散的技巧

炸馬鈴薯可樂餅時通常容易散開來,若想讓外觀維持漂亮形狀,必須謹守兩個原則:

1. 塑形時要壓出可樂餅麵團內的空氣。如果麵團含有空氣,可樂餅下鍋油炸時,空氣就會跑出來,使可樂餅的形狀散掉。因此務必用手輕壓可樂餅,將空氣壓出。
2. 可樂餅麵團放涼後再塑形。馬鈴薯煮好後要完全放涼再塑形,油炸時才能維持原來的形狀。

253 🌙

紅蘿蔔連皮一起吃

紅蘿蔔富含 β 胡蘿蔔素,它能抑制體內促進老化的自由基生成與吸收。紅蘿蔔皮含有特別多的 β 胡蘿蔔素,而且甜度也特別高,為了紅蘿蔔的營養和風味,建議最好連皮一起食用。別用削皮器或菜刀削掉紅蘿蔔皮,只要用菜瓜布輕輕搓拭後再料理即可。

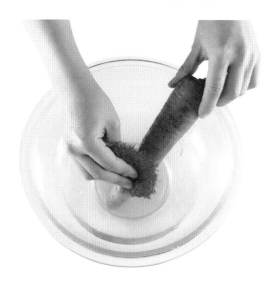

252 🌙

如何保留燉地瓜的甜味

地瓜含有澱粉糖化酶,能將澱粉分解成帶有甜味的麥芽糖,可是澱粉糖化酶在50~60℃的溫度下會活化過來,因此要用小火慢燉地瓜才能留住甜味。

254 🌙

又脆又硬的蘿蔔乾

口感又脆又硬的蘿蔔乾是曬乾製成的,泡水後才能使用。如果泡太久,蘿蔔乾會脹大,喪失耐嚼的口感,因此用冷水浸泡20分鐘左右最恰當。使用前用力擠乾水分,蘿蔔乾會更容易吸附醬汁。拌好的蘿蔔乾放在冰箱保存容易乾掉,建議食用前用香油拌一拌。

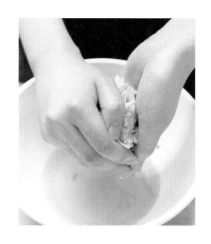

255
連著包裝袋切金針菇

切金針菇時不用拆掉包裝袋，而是連同塑膠袋一起切，這樣泥土不但不會掉出來，金針菇的形狀也不會散開，方便許多。

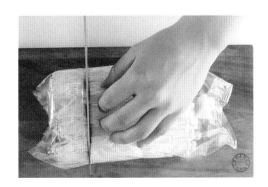

256
風乾金針菇

香菇風乾後能留住它的味道與香氣，同時產生獨特風味。金針菇又細又小，建議不要完全風乾，而是擺在竹盤上攤開來，並於通風處靜置2～3小時再使用，可以讓金針菇的味道更出色，香氣也會更迷人。

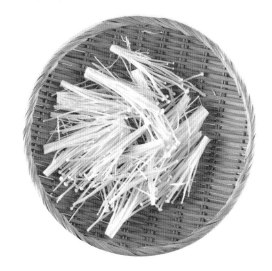

257
海帶芽汆燙後再使用

像海帶湯一樣，將乾燥海帶芽加熱後再吃時，通常泡水後會直接使用，但是如果要把乾燥海帶芽放入涼拌菜、沙拉、涼湯等不用加熱就能吃的食物裡，建議先用滾水稍微汆燙一下泡軟的海帶芽，並用冷水沖洗後再使用。比起用生的海帶芽，稍微汆燙一下再使用，能去除海帶表面的黏液，讓口感變佳。

258

如何去除魚骨

　　煎魚美味可口，但是要一一將魚刺挑出來再吃卻是件麻煩事。只要在煎魚之前完成幾個動作，吃起來就會更方便。首先，去除魚鱗、洗淨魚身，順著背骨從魚頭往魚尾方向劃開魚身，切開兩側魚鰓再切掉魚尾。像這樣先處理過再煎，魚肉會收縮，魚尾會往上翹起，這時只要抓住翹起來的魚尾並輕輕往下壓，再將魚骨往上提起，並沿著背骨切開處拉出來，就能去除魚骨了。

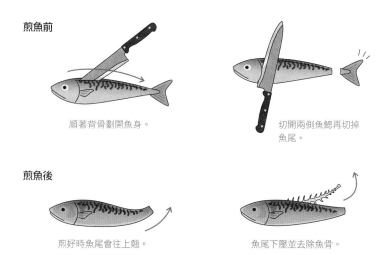

煎魚前

順著背骨劃開魚身。

切開兩側魚鰓再切掉魚尾。

煎魚後

煎好時魚尾會往上翹。

魚尾下壓並去除魚骨。

259

魚要怎麼煎才會漂亮

　　煎魚時，油會噴得到處都是，讓廚房變得髒亂不堪。如果要把魚煎得漂漂亮亮，只要事先在魚身上沾些麵粉再煎，油就不會亂噴，魚也會煎得更酥脆，同時還能防止魚皮脫落。

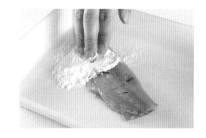

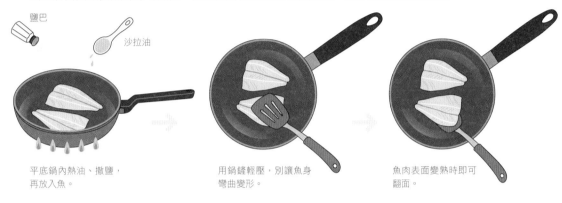

260 ☽

外皮酥脆的煎魚

　　煎出外皮酥脆、魚肉濕潤的魚吧！首先魚皮朝下，將未調味的魚放在盤子上，再放進冰箱冷藏約1小時。用大火熱鍋約2分鐘後，滴入一大匙沙拉油和一小撮鹽巴，當沙拉油開始冒煙時，用廚房紙巾擦掉沙拉油，再倒入一大匙沙拉油，並在平底鍋內撒入鹽，接著將魚放到鍋子，記得要讓魚皮朝下接觸鍋底。魚皮收縮時魚身會立刻彎起來，這時可用鍋鏟輕壓魚身。當魚肉因熱傳導到上層而開始變熟時即可翻面，煎至魚身變成金黃色後熄火，再靜置1分鐘就完成了。

鹽巴

沙拉油

平底鍋內熱油、撒鹽，再放入魚。

用鍋鏟輕壓，別讓魚身彎曲變形。

魚肉表面變熟時即可翻面。

261 ☽

煎魚盛盤的原則

　　魚煎好要盛盤時，建議讓先煎的那一面朝下接觸盤子。此外，以用餐者的位置來說，盛盤時讓魚肚向下、魚頭向左是基本原則。

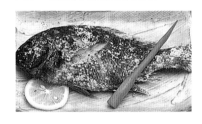

262 ☽

利用鋁箔紙烤魚

　　只要利用鋁箔紙，輕輕鬆鬆就能吃到美味烤魚。首先將鋁箔紙剪成適當大小再塗上油，接著鋪上洋蔥、香菇、高麗菜等食材，再將魚置於上方，淋上醬汁後，將鋁箔紙包起來，放入烤箱或瓦斯爐架上烤熟即大功告成。

不同的魚使用不同火候

　　烤魚時，不同種類的魚要使用不同火候。鯖魚和秋刀魚等紅肉魚建議放在鐵網上用大火燒烤，才能烤出酥脆口感；白帶魚或鰈魚等白肉魚則要用中火慢慢烤才會好吃。

如何煎出外型好看的魚

　　在平底鍋油煎去除魚骨的魚時，魚的形狀容易走樣，如果不希望魚肉變得歪斜，煎魚前可以在魚皮上劃刀，或是如圖所示在魚肉上插2～3根牙籤後再煎，魚肉就不會變形了。

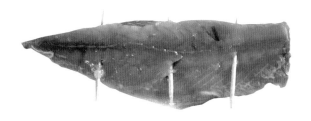

在魚皮上劃刀的原因

　　煎魚時，常常會因為劃刀太麻煩而直接煎。在魚皮上劃刀不但有裝飾的作用，同時也是把魚煎得更好吃的小技巧。只要在魚皮上劃幾刀，魚肉就不易散開，而且也能防止魚皮受熱裂開。此外，撒鹽調味時也要劃上幾刀，魚肉才能入味。撒鹽時從30公分的高度撒下，也能幫助魚肉均勻入味。

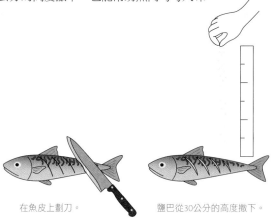

在魚皮上劃刀。　　　　鹽巴從30公分的高度撒下。

白肉魚不能煎太久

　　鰈魚、鱸魚等白肉魚的脂肪和水分比較少，一旦加熱太久，脂肪和水分就會流失，使味道大打折扣。因此，煎白肉魚時不建議在平底鍋上煎至全熟，最好煎到九分熟就熄火，再用餘溫讓魚肉熟透即可。

用鐵網烤魚的小技巧

　　把魚放在鐵網上，再放到燒烤架或是烤箱內烤，魚皮常常會黏在鐵網上，使魚肉支離破碎。用鐵網烤魚時，必須先將鐵網燒熱再將魚擺放上去；或是將鐵網放入烤箱內約7～8分鐘，預熱到一定溫度後再把魚放上去烤。如果魚肉還是容易破碎，可以在鐵網上塗些沙拉油，也是很有效的方法。

秋刀魚要整隻烤

　　鹽烤秋刀魚時，不用像其它魚一樣剖開攤平再烤，無須去除內臟即可整尾直接乾煎。秋刀魚的內臟富含許多甘甜滋味，直接乾煎才能鎖住它的味道。假如秋刀魚太大，建議從魚身中間切成兩段後再煎。若想減少乾煎時產生的煙氣，可以在秋刀魚的表面上撒鹽，並抹上少許麵粉，再放入倒好油的平底鍋內煎至酥脆即可。只要在煎得酥酥脆脆的秋刀魚上淋些檸檬汁，就能吃到讓人無法忘懷的好滋味。

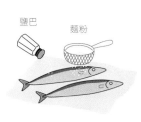

撒鹽後抹上少許麵粉。

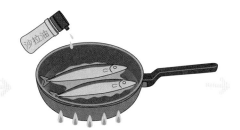

倒入足夠的油再煎。

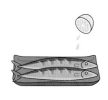

淋上檸檬汁再享用。

269 🕐

去除鯖魚的腥味

　　鯖魚味道清香，但缺點是魚腥味很重，干擾其新鮮風味，因此去除魚腥味十分重要。煎鯖魚的3小時前先撒鹽醃一下，水分流失的同時也會一併去除魚腥味。用水清洗醃漬3小時的鯖魚後，再撒上少許鹽巴乾煎，就能吃到美味鯖魚了。煮紅燒鯖魚時不用醃，只要在魚的表面上淋些滾水，去除腥味後再煮即可。

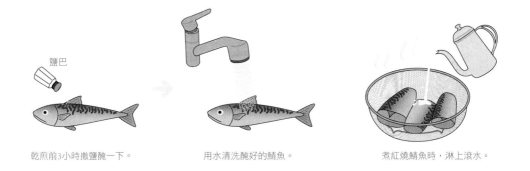

鹽巴

乾煎前3小時撒鹽醃一下。　　　　用水清洗醃好的鯖魚。　　　　煮紅燒鯖魚時，淋上滾水。

270 🕐

讓鰻魚恢復清香風味

　　購買一般超市刷上醬汁的烤鰻魚時，建議不要用微波爐加熱，而是用平底鍋。平底鍋不用倒油，魚皮朝下將鰻魚整齊排列在鍋上，每條鰻魚淋上一小匙清酒，再蓋上鍋蓋用小火慢慢加熱，就能還原鰻魚的清香風味，而且魚肉也會變軟、變嫩。加熱時不用翻面也無妨。

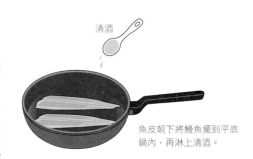

清酒

魚皮朝下將鰻魚擺到平底鍋內，再淋上清酒。

271

煮魚的技巧

在湯鍋內煮魚時，有時會因為魚皮黏在鍋子上而燒焦。這時，若在鍋底鋪上洋蔥、青蔥、白蘿蔔等蔬菜，再將魚放上去煮，不但能防止魚身沾鍋，同時能品嚐到鋪在底層的蔬菜。

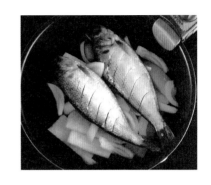

272

增添魚料理風味的燉法

燉魚時，通常會將魚和調味醬一起放進鍋內熬煮，不過我會建議先放調味醬下去煮滾，接著再放魚。這麼做時，魚表皮上的蛋白質會快速凝固，將能有效防止魚的鮮味流失。

273

沒有腥味的蒸魚料理

蒸魚料理是用蒸氣來加熱，再撒上鹽巴稍微調味，由於烹煮過程中沒有撈出泡沫，所以要多花一點功夫去除魚腥味。蒸魚前先充分淋上清酒再放入蒸鍋內清蒸，不但能消除魚腥味，魚的味道和香氣也會更上一層樓。除此之外，將帶有香氣的大蒜、生薑等切成薄片夾在劃刀處再蒸，也能去除魚腥味。

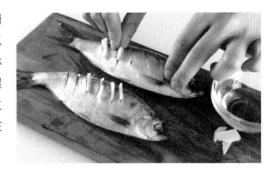

去除魷魚內臟的方式

處理魷魚時，只要把手指伸進魷魚體內，再拉出魷魚腳，就能同時將內臟一起拉出，接著再去除殘留於魷魚體內的軟骨。從摘除魷魚腳和內臟的地方切掉眼睛和內臟，並用手指掰掉突起來的褐色魷魚嘴。

沒時間處理魷魚時，先將魷魚整支攤平，再用保鮮膜牢牢包起來，放到金屬托盤上冷凍。要用的時候將冷凍魷魚的身體剖半再攤開，接著用手取出內臟，就能同時去除內臟和魷魚腳了。因魷魚處於結凍狀態，所以墨囊也能同時去除乾淨。或是把整支魷魚放在盤子上冷凍約兩小時，完全結冰之前再從冷凍庫取出，然後抓住魷魚腳往下拉，就能同時拔出內臟和魷魚腳了。

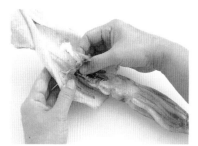

將冷凍魷魚的身體剖半再去除內臟。

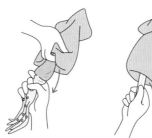

軟骨

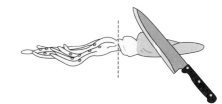

剝掉魷魚皮的技巧

剝魷魚皮有各種方法，其中最常見的方法是用乾抹布或粗鹽輕輕擦拭邊緣，再剝掉魷魚皮。如果希望輕鬆剝除，可以用手抓住魷魚鰭與身體連接的部分，再將魷魚鰭往魷魚腳方向一拉，就能剝除。

魷魚鰭

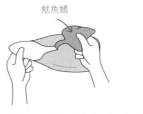
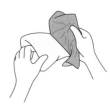

將魷魚鰭往魷魚腳方向一拉，就能剝掉魷魚皮。

276

白蘿蔔泥可除去章魚黏液

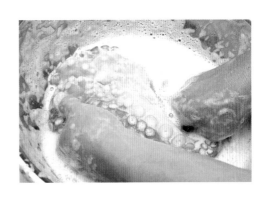

生章魚買回來後直接汆燙就相當美味,但是該如何處理較大隻的章魚卻叫人頭疼。假如無法沖洗掉章魚表面上的黏液,這時可以試試使用白蘿蔔。用研磨器磨好白蘿蔔後,連同章魚一起放入大碗內,揉至起泡並去除黏液,再放入一撮鹽巴,上下搓揉章魚腳上的吸盤,接著用清水沖洗,就能清洗乾淨了。

277

直挺挺的蝦子

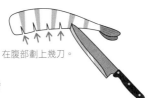

在腹部劃上幾刀。

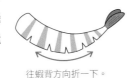

往蝦背方向折一下。

蝦子一經加熱就會彎曲,想讓蝦子形狀筆直不彎曲,可以先在腹部劃上幾刀,並輕折蝦背再煮,就能有效防止蝦子變彎。

278

如何處理冷凍蝦子

蝦子就算經過冷凍,品質也不會有太大影響,所以通常會冷凍保存。新鮮蝦子不用煮熟直接冷凍即可,但如果覺得蝦子不夠新鮮,建議連殼一起汆燙後再冷凍。不過,退冰過的蝦子不建議重新冷凍。只要將結凍的蝦子泡在冷水裡10分鐘左右就能退冰,但泡太久的蝦子味道會流失,因此最好浸泡10分鐘就好。

279

煮出好吃的蝦仁

沙拉或冷盤等料理需要用到蝦仁時,只要去除蝦殼再汆燙蝦子,就能縮短料理時間。不過因為蝦殼本身也有鮮甜味,所以如果能連殼一起煮過再剝掉,蝦仁的味道和香氣會更佳。

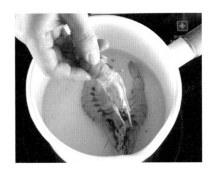

280

血蚶要怎麼煮

血蚶泡鹽水吐沙兩小時以上再搓洗乾淨，鍋內倒水煮滾，再放入一杯冷水冷卻，接著馬上放入血蚶，並順著相同方向持續攪拌。煮2～3分鐘後，殼就會一個接一個打開來，這時要馬上取出血蚶，湯汁才不會流失，肉質也不會變老。只要將刀鋒放入殼的中間，輕鬆就能取出血蚶肉。

281

如何辨識新鮮蛤蜊

要辨識蛤蜊是否新鮮，首先應檢查殼有沒有打開，外殼緊閉的蛤蜊才是新鮮的。此外，用筷子敲外殼時，裡面有發出聲音的才是活蛤蜊，沒有聲音的則是死蛤蜊。雖然死掉的蛤蜊加熱後也可以吃，但是味道和香氣比活蛤蜊差。

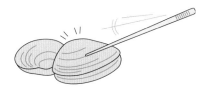

用筷子敲活蛤蜊，裡面會發出聲音。

282

將牡蠣炸得美觀好看的技巧

冬天是牡蠣的盛季，可以用各種方式來料理牡蠣，但如果想品嚐牡蠣的清香滋味，最理想的當然還是炸牡蠣。炸牡蠣時不管麵衣裹得再怎麼好，油炸時麵衣依舊會脫落，形狀也會整個散開。牡蠣煮熟時會收縮，同時排出水分，因此炸牡蠣時不建議立刻裹上麵衣，最好先將熱水倒入生牡蠣中讓牡蠣收縮，然後再裹上麵衣，如此一來，牡蠣表面的蛋白質將會凝固，有效防止水分流失，就能炸出味道絕佳又美觀好看的炸牡蠣了。

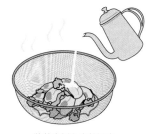

將熱水倒入生牡蠣中，讓牡蠣收縮。

如何處理花蟹

　　花蟹端上桌時，建議先處理以方便食用。先用剪刀剪掉蟹腳，再打開蟹殼，接著將雙手大拇指放入腹部下方，就能輕鬆將蟹殼和蟹身分開。切掉並去除蟹鰓，再將蟹身分成四等份，就能和甲殼、蟹腳一起端上桌。

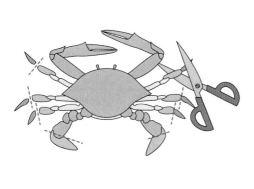

用剪刀剪掉蟹腳。

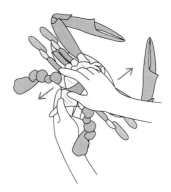

分開蟹殼和蟹身。

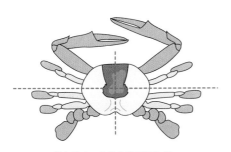

蟹身分成四等份後即可端上桌。

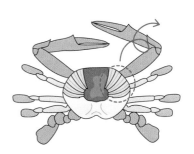

拔除蟹鰓。

如何處理炒魷魚絲

現炒的魷魚絲十分美味，可是一旦經過冷藏保存，魷魚絲就會隨著時間而慢慢變硬。若是把魷魚絲放入水中泡一段時間，魷魚絲的甜味就會流失掉，使風味明顯變差。如果想吃到不會變硬的炒魷魚絲，可以將稍微用水浸濕的魷魚絲平鋪在濕棉布上，然後如圖所示將棉布捲起來，放入冰箱靜置半天，就能做出經過冷藏也不會變硬的炒魷魚絲。

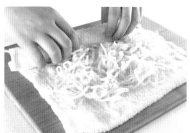 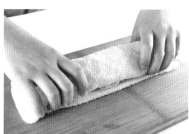

炒出不結塊的小魚乾

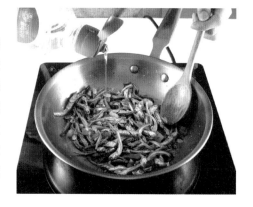

想吃冷藏保存的炒小魚乾，但往往一打開容器便發現小魚乾全部結成一團，這是因為小魚乾中使用了增添甜味的糖漿、麥芽糖等液態甜味劑的緣故。炒小魚乾時，可以用砂糖增添基本甜味，並用麥芽糖來增加光澤度，但是麥芽糖務必要等到熄火後再加，而且還要稍微拌一拌。假如在未熄火的狀態下添加麥芽糖，冷卻後就會結成硬塊。使用黏度比麥芽糖低的寡糖也是不錯的辦法。

286

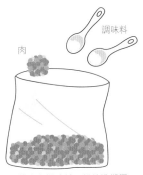

用塑膠袋醃肉

醃大量肉類時,將調味料和肉一起放進塑膠袋內搓揉均勻,醃起來就會方便許多。如果把肉放到碗裡再調味,手和碗都會變得油膩難以清洗,使用塑膠袋醃肉,就能減少後續清潔處理。

將肉和調味料一起放進塑膠袋內搓揉。

287

適合軟化肉類的水果

肉類料理常常會添加梨子、奇異果、鳳梨等水果,原因在於水果內富含分解蛋白質的酵素。奇異果中含有最多蛋白質分解酵素,其次才是鳳梨和梨子。因此,使用奇異果時只需使用極少的量,如果經過太長時間,肉類會因酵素作用而變軟、變爛,要格外注意。建議在馬上要吃的肉類中添加奇異果或鳳梨,要長時間保存的肉類中則是使用梨子。此外,牛肉可搭配梨子,豬肉或羊肉可搭配鳳梨,鴨肉或山羊肉則可搭配奇異果。

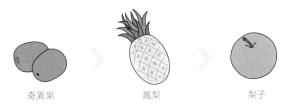

奇異果　　　　　鳳梨　　　　　梨子

奇異果含有最多能軟化肉質的蛋白質分解酵素。

如何煎出美味牛排

想要在家煎出和餐廳一樣美味的牛排，只要謹記兩個重點。第一，剛從冰箱取出的牛肉，不要馬上煎，最好在常溫下靜置約20分鐘後再煎。如果把冷冰冰的肉直接放到熱鍋上，熱度會下降太多，導致肉煎不熟且烹調時間變長，因此建議煎之前先用手摸摸看肉的溫度會不會太冰。第二，需控制火候，一開始先用大火將肉的表面煎熟，以防止肉汁流失，再用小火煎至內部熟得恰到好處，這樣就能煎出美味牛排。

判斷牛排熟度的方法

不切開牛排的情況下，要如何判斷它的熟度呢？可以透過用按壓手指的感覺來確認。「一分熟」是大拇指和食指捏起來再按壓大拇指下方肌肉的感覺；「五分熟」是大拇指和無名指捏起來再按壓大拇指下方肌肉的感覺；「全熟」是大拇指和小指捏起來再按壓大拇指下方肌肉的感覺。也可以將料理用溫度計刺入肉的側面，確認一分熟是否為49℃，五分熟是否為54℃，全熟是否高出以上溫度。

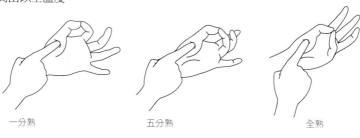

一分熟　　　　　　五分熟　　　　　　全熟

牛排和馬鈴薯絕配的原因

吃牛排時會搭配馬鈴薯泥、烤馬鈴薯或炸薯條，除了兩者風味很搭之外，因為馬鈴薯屬於鹼性食物，牛肉屬於酸性食物，所以搭配吃時，有酸鹼中和的作用，能幫助消化。

用沒喝完的可樂軟化牛排

沒喝完的可樂或汽水適合用來軟化肉質。因為可樂和汽水的碳酸成分和檸檬酸可軟化肉類的蛋白質，亦能防止肉汁流失。將肉裝在托盤上，再倒入能蓋過肉的碳酸飲料，靜置約10分鐘後，用廚房紙巾擦掉水分，並用鹽巴和胡椒調味，這樣就能吃到富含肉汁又軟嫩的牛排。

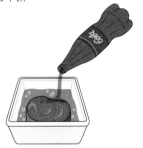

將肉泡在碳酸飲料內約10分鐘。

韭菜與豬肉能帶來元氣

盛夏時分受酷暑影響容易感到疲累，這時如果能吃些用豬肉和韭菜煮的食物，將有助於消除疲勞和提升精力。韭菜含有的硫化合物不但能促進消化，同時也有助於吸收可改善疲勞的維生素B1，只要和富含維生素B1的豬肉一起食用，對於消除疲勞、恢復體力很有幫助。可試著結合豬肉和韭菜做出豬肉韭菜什錦雜菜或豬肉韭菜冷盤等料理。

雞胸肉需浸泡湯中放涼

將白切肉或雞胸肉先水煮過再料理時，不建議把煮好的肉撈出來放涼，最好放在高湯內冷卻。肉在高湯內慢慢冷卻的同時，可以再次吸收肉流失到高湯內的鮮甜味，使肉質變得既濕潤又軟嫩。

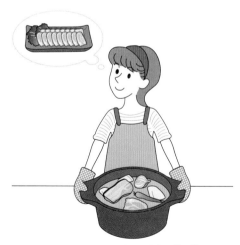

白切肉要放在高湯內冷卻，才會又軟又嫩。

炸豬排的全新麵衣配方

我們通常會依照麵粉、蛋汁、麵包粉的順序裹上豬排的麵衣，但是只炸一兩片豬排的情況下，不可能將一顆雞蛋全部用完，所以總會留下一些蛋汁，這時可以用美乃滋來代替蛋汁。在肉片上塗抹一層薄薄的美乃滋，再裹上麵包粉，濕潤多汁又香氣四溢的炸豬排就完成了。

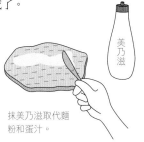

抹美乃滋取代麵粉和蛋汁。

燉肉前先稍微煎一下

燉肉時，如果可以在燉煮之前先煎過再燉，肉表面的蛋白質會被煎熟，進而形成薄膜，就能避免肉汁流到湯汁裡。若想吃到肉汁飽滿的燉肉，建議肉先煎一下再進行燉煮。

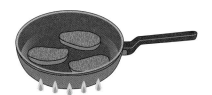

燉肉前先稍微煎一下。

如何處理黏在鍋底的肉

用鍋子炒肉時，一旦肉黏在鍋底，就很難刮除，這時，讓鍋子的溫度下降，就十分重要。只要把鍋子拿到濕抹布上讓溫度下降，黏住的肉自然而然就會脫落了，即使重新擺到爐火上也不會黏鍋。

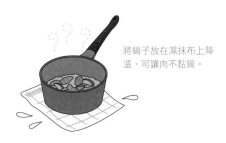

將鍋子放在濕抹布上降溫，可讓肉不黏鍋。

297

如何煮出軟嫩的醬牛肉

大家一定都有這樣的經驗，明明想煮軟嫩美味的醬牛肉，但卻煮出又硬又難咬、只有醬油味的醬牛肉。煮醬牛肉時，要謹記肉全部煮熟後才能放入砂糖和醬油。將肉、洋蔥、大蒜、生薑、胡椒粒放入冷水中煮爛，再把油和提味用的蔬菜撈起來，放入醬油和砂糖燉煮，接著順著牛肉紋理把牛肉撕成肉絲，並泡在調味醬裡，這樣醬汁就會滲入肉的縫隙中，濕潤又軟嫩的醬牛肉就完成了。

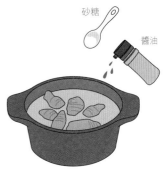

肉煮熟後再放入砂糖和醬油。

298

怎麼煎出漂亮的肉餅

將豬絞肉、雞蛋、洋蔥末、蒜末、豆腐泥、鹽巴放入有厚度的塑膠袋內混勻，然後剪開塑膠袋一角，在熱鍋上擠出相同分量的絞肉，就能煎出大小相同的煎肉餅。使用烘焙專用的擠花袋和花嘴會更方便。

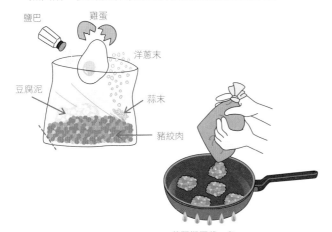

剪開塑膠袋一角，
再擠出相同分量。

299

用微波爐煮雞胸肉

煮一兩塊雞胸肉時，使用微波爐會方便許多。把雞胸肉攤平放在耐熱盤上，再撒上清酒、鹽巴、胡椒、蒜片、薑片、蔥等食材，蓋上保鮮膜後放入微波爐內加熱約3分鐘，然後翻面再加熱2分鐘，不但能去除雞胸肉的雜味，也能把雞胸肉煮熟。

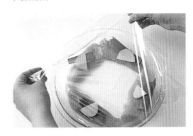

300

濕潤多汁的雞胸肉

　　雞胸肉沒有脂肪，吃起來乾澀難入口，但烹煮時只要好好鎖住水分，就能煮出又軟又嫩的肉質。烹煮前的1～2小時前先用鹽巴和胡椒醃一下雞胸肉，再拌入少許橄欖油，讓表面有層保護膜，即可避免水分流失，雞胸肉就會濕潤又多汁。

301

去油的酥脆培根

　　想要煮出酥酥脆脆的培根，可以先用平底鍋乾煎，再用廚房紙巾吸油。或是使用微波爐去油，會更加方便，廚房紙巾上放4～5片不重疊的培根，再放入微波爐加熱約2分鐘，接著再用平底鍋乾煎，如此一來，廚房紙巾將會吸附油脂，酥脆的培根就完成了。

廚房紙巾

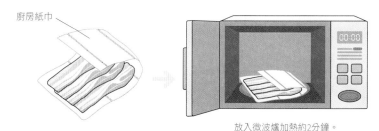

放入微波爐加熱約2分鐘。

302

火腿和香腸怎麼吃才健康

　　為了增添風味和提高貯藏性，火腿和香腸通常含有各種食品添加物，若想減少攝取其中的添加物，料理前可以先用滾水煮2～3分鐘，或是淋上熱水，即能去除部分添加物。如果是罐頭製品，建議先去除上方的黃色油脂，並用滾水汆燙後再料理。

303

豆腐要慢慢煮

豆腐不但可以生吃,加熱後也很美味。煮豆腐時,會在滾水中放少許鹽巴再煮,如果用大火煮,豆腐表面會變硬,但內部卻沒有煮熱,所以建議用小火慢慢煮。慢慢將豆腐煮熱,就能吃到好吃的豆腐。

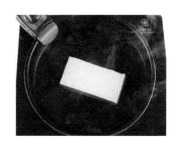

304

快速去除豆腐的水

通常會利用厚重物壓放在豆腐上,以排出水分,這麼做通常需要耗上相當長的時間,這時只要使用微波爐,就能省下許多時間。首先,如圖所示將筷子架在淺盤子的兩側,再擺上豆腐,接著放入微波爐加熱約1分鐘,電磁波會振動豆腐內的水分子,讓水分滴落下來。

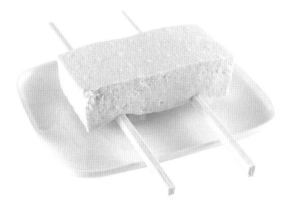

305

如何密封沒用完的豆腐

整盒豆腐沒有全部用完時,最好扔掉包裝盒,再另外將豆腐裝在其它容器內並將水倒除,以利保存。可是忙碌時,通常會直接放在原包裝盒內保存,這時建議將包裝盒密封起來。用瓦斯爐的爐火加熱湯匙5秒鐘,再像照片一樣將湯匙緊貼在包裝盒邊緣撕開的部分,塑膠就會黏在容器上,保存起來更方便。

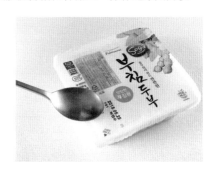

全熟蛋與半熟蛋

　　雞蛋可根據個人喜好調整成半熟、全熟等烹煮程度。把雞蛋放到鍋子裡，再倒入超過雞蛋1公分高的水量，並加入少許鹽巴和白醋，接著用大火加熱。為了讓蛋黃集中在正中央，加熱後的3分鐘內必須用湯勺攪拌，煮滾時再轉為中火。大概煮7分鐘就是半熟蛋；煮11分鐘以上則會變成全熟蛋；煮超過15分鐘，蛋白和蛋黃之間會產生綠色的硫化鐵。

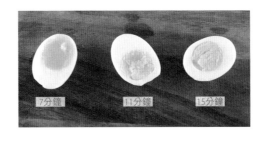

7分鐘　　　11分鐘　　　15分鐘

煮出蛋殼不破的水煮蛋

　　取出冷藏保存的雞蛋馬上煮，蛋殼容易破掉。冰箱裡的冰雞蛋一旦進到滾水中，因溫度急遽變化，使雞蛋內部膨脹，進而導致蛋殼破裂。煮水煮蛋時，如果能在30分鐘前事先取出雞蛋置於常溫下，就能避免蛋殼破掉。或是在煮的時候滴幾滴白醋，也能防止蛋殼裂掉。

如何煮出好剝殼的鵪鶉蛋

　　鵪鶉蛋放入鍋內，並倒入可蓋過蛋的水量，再放一小撮鹽巴和少許白醋，蓋上鍋蓋煮約10分鐘後，泡冷水冷卻。鵪鶉蛋冷卻後再放回鍋內，蓋上鍋蓋左右搖晃，蛋殼就會變得很好剝。

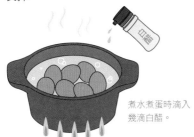

煮水煮蛋時滴入
幾滴白醋。

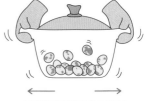

把冷卻的鵪鶉蛋放入鍋內
左右搖晃。

兩種口感的蒸蛋

　　蒸蛋口感會隨著作法而改變。雞蛋加入少量的水後打散，接著放到砂鍋內加熱，就會煮出結實且不會往上鼓起來的蒸蛋。砂鍋內放1/2杯水煮滾，再倒入蛋液快速攪拌並加熱，就會煮出往上鼓起來的綿密蒸蛋。如果先用調理機攪打蛋液5秒鐘再放入砂鍋，就能煮出餐廳才吃得到的不凹陷韓式炸彈蒸蛋。

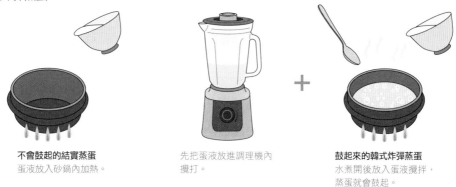

不會鼓起的結實蒸蛋
蛋液放入砂鍋內加熱。

先把蛋液放進調理機內攪打。

鼓起來的韓式炸彈蒸蛋
水煮開後放入蛋液攪拌，蒸蛋就會鼓起。

日式蒸蛋的理想搭配

　　日式蒸蛋與韓式蒸蛋不同之處在於，日式蒸蛋不是將高湯加入雞蛋內打散後直接用爐火加熱，而是間接利用隔水蒸煮的方式。日式蒸蛋中的蛋液和高湯的比例十分重要，放入蛋液三倍左右的高湯量最恰當。由於每顆雞蛋的重量和體積不同，因此最好先將雞蛋打散，再算出三倍高湯的用量，然後在鍋內倒入高度達蒸蛋器皿1/3的水量，並用小火隔水蒸煮。

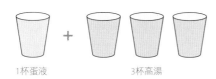

1杯蛋液　　　　　3杯高湯

煮出光滑蒸蛋的祕訣

　　想煮出表面光滑的蒸蛋，最重要的是火候控制。用大火蒸時水分會瞬間蒸發，使蒸蛋產生氣泡，讓氣孔變得更粗大。製作光滑無比的蒸蛋，要用小火煮才行。

312

如何炒出軟嫩炒蛋

把炒蛋煮得軟嫩又濕潤很重要，一旦火候大小出了差錯，炒蛋就會變成焦黑色且乾硬。若想做出軟嫩又帶金黃色的炒蛋，最理想的方法是隔水拌炒。用大鍋子把水煮開，再將比鍋子小的平底鍋泡在裡面，以隔水蒸煮的方式炒蛋，就能煮出軟嫩又濕潤的炒蛋。此外，在蛋液裡添加少許牛奶也能做出軟嫩滑順的炒蛋，每顆雞蛋添加1/2大匙牛奶最恰當。

313

如何炒出濃郁蛋香的炒蛋

炒出蛋香味的祕訣在於奶油。想要煮出炒蛋的香味，比起先讓奶油融化，再倒入蛋液，我更建議把融化的奶油加入蛋液中混合均勻，再一起倒入平底鍋。不用隔水拌炒的方式，而是直接在爐火上炒蛋時，從頭到尾都要使用小火，這點十分重要。不用將平底鍋上的炒蛋完全炒熟，炒至八分熟時即可熄火，並用餘溫讓蛋變熟，這樣就能做出又軟又香的炒蛋。

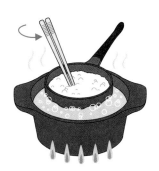

用大鍋子把水煮開，再以隔水蒸煮的方式炒蛋。

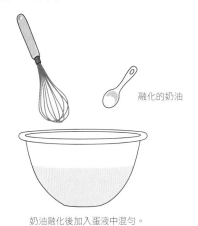

融化的奶油

奶油融化後加入蛋液中混勻。

314

製作綿密的雞蛋捲

想要做出綿密軟嫩、泛有金黃色澤的雞蛋捲，訣竅就是添加美乃滋。每三顆雞蛋添加一小匙美乃滋，並將兩者均勻混合，就能煮出軟嫩綿密的雞蛋捲。

製作厚實的雞蛋捲

製作又厚又紮實的雞蛋捲時，如果一次倒太多蛋汁，就會煎出裡面沒熟、外面焦掉的雞蛋捲。如果能重複數次倒下薄薄蛋汁再捲起來的過程，讓雞蛋厚度變厚，不僅能節省時間，也能降低失敗的機率。

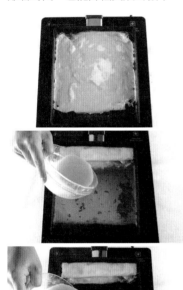

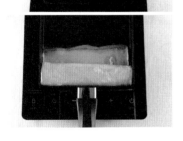

一人份的歐姆蛋使用三顆雞蛋

表面滑順、形狀完好、切開時裡面呈現恰到好處的半熟狀態，這樣的歐姆蛋最好吃。想要製作出中間鼓起的橄欖球狀歐姆蛋，使用3顆雞蛋剛剛好。如果少於3顆，歐姆蛋外面容易焦掉；如果使用4顆以上，歐姆蛋外面容易裂開，裡面也煮不熟。用3顆雞蛋煮長度約20公分的歐姆蛋最理想。

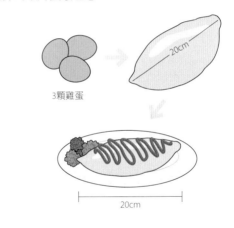

3顆雞蛋

20cm

20cm

製作歐姆蛋只需輕拌幾下

一般人在製作歐姆蛋時，會以為需要用打蛋器或筷子將蛋液不斷攪打，但其實不然，一旦有太多空氣跑進蛋液中，歐姆蛋就無法蓬鬆綿密，因此建議輕輕攪拌10下，把蛋白打散即可。

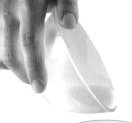

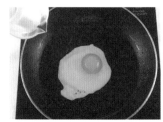

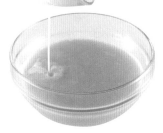

318

煎出漂亮的荷包蛋

想要煎出漂亮的荷包蛋，可以加些太白粉水，每兩顆雞蛋加一小匙太白粉水（水和太白粉比例為1：1）最為恰當。如果放太多太白粉水，荷包蛋會變得太酥脆，以至於不好定型，需多加注意。荷包蛋不用翻面，只要將一面煎熟即可。

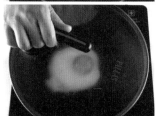

319

煎出完美的半熟荷包蛋

煎半熟荷包蛋時，翻面會壓到蛋黃，使蛋黃變得不美觀，但如果不翻面煎，蛋黃又會半生不熟，讓人兩難。若想煎出蛋黃上方有層半透明薄膜的完美半熟荷包蛋，可以在蛋白熟得差不多時，在平底鍋內放三大匙水，然後蓋上鍋蓋用小火燜熟。只要煮到蛋黃上半部形成美麗薄膜，完美的半熟荷包蛋就完成了。將荷包蛋放到漢堡肉排或韓式拌飯上，既好看又好吃。

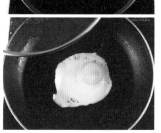

320

炊飯時一起煮水煮蛋

用電子鍋炊飯時，只要用鋁箔紙包裹雞蛋再放到白米上，就能輕鬆煮出水煮蛋。待電子鍋響起飯煮好的聲音時，就能吃到完全煮熟的白煮蛋了。

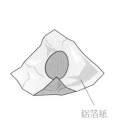

鋁箔紙

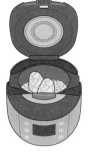

把雞蛋放到白米上。

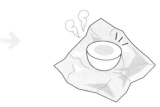

完成。

321

外皮酥脆、內餡多汁的煎餃

　　想要煎出外皮酥脆、內餡多汁的煎餃，應等到水餃上色後再倒入少許的水，然後蓋上鍋蓋慢煎。相較於倒入冷水，倒熱水可避免溫度急遽下降，讓煎餃更酥脆。在水中加入幾滴白醋，煎的時候水餃皮才不易黏在一起，而且也會更好煎。

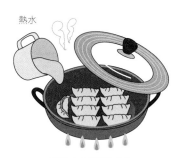

熱水

煎餃上色後倒入少許
熱水並蓋上鍋蓋。

322

做出酥脆春捲的祕訣

　　若想做出又酥又脆的春捲，應先讓內餡材料完全冷卻後再用春捲皮包起來。如果內餡材料還處於溫熱狀態就包起來，蒸氣會從食材中跑出來，使外皮變軟。此外，不建議包得太滿，食材和春捲皮之間應預留一些空間再捲起，食材的水分才不會滲入外皮內，春捲才會又酥又脆。用手輕壓捲好的春捲，把空氣擠出來，炸春捲時外皮才不會鼓起來。

323

春捲皮不鬆散的擺放訣竅

　　油炸或油煎春捲時，應讓春捲皮最後連接處先碰到油。如果另一面先碰到油而收縮時，連接處可能會因此鬆開。

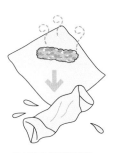

食材完全冷卻後再放。

包得太滿

包鬆一點

不要捲太緊。

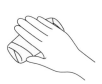

用手輕壓把裡面的空氣
擠出來。

春捲的不同包法

　　食材放入春捲皮內後，依照不同的折法，可做出各種形狀的春捲。春捲皮可以放在包裝內直接取出來使用，或是鋪在棉布上再使用，最後再把蛋汁塗在邊緣處牢牢黏緊。

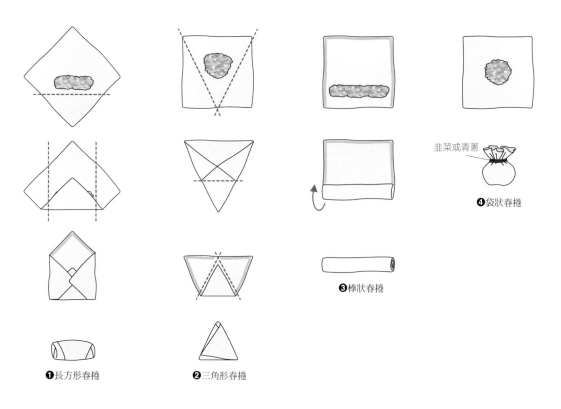

韭菜或青蔥

❹袋狀春捲

❸棒狀春捲

❶長方形春捲

❷三角形春捲

便當

325

怎麼煮壽司的醋飯

加了酸酸甜甜的壽司醋所製成的紫菜飯捲、飯糰、壽司等，因添加白醋而不易腐壞，是炎熱夏季便當的好選擇。軟硬適中的飯粒可說是壽司醋飯的生命，要煮出這樣的醋飯必須用到昆布和酒。添加清酒時，比例是每3杯白米配1大匙清酒，並將一片長寬約5公分的昆布放到白米上，這樣白飯軟硬度就會恰到好處。

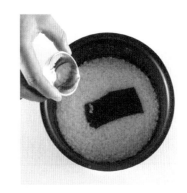

326

熱白飯和冷壽司醋

包壽司時應謹守「熱白飯、冷壽司醋」的原則，調味料才能均勻滲入飯粒之間。白飯和壽司醋的比例是每碗白飯配2大匙壽司醋最為恰當。一開始可能會因為放太多壽司醋而覺得飯粒太濕，不過待白飯冷卻後，壽司醋便會滲入其中，使白飯再次產生黏性。

327

紫菜飯捲內餡擺放的位置

　　包紫菜飯捲時如果飯太燙，海苔會變得又軟又皺，白飯和手的溫度一致是最適當的溫度。在海苔上鋪上薄薄一層白飯，大概是2/3張海苔的飯量，接著將鮪魚、紅蘿蔔絲、鰻魚等形狀鬆散的食材放在離身體較遠處，再將醃黃蘿蔔、菠菜、牛蒡等形狀整齊的食材放在靠近身體這一側，然後再捲起，這樣材料就不易散開了。

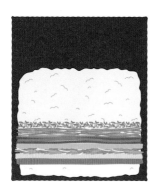

328

如何防止紫菜飯捲變軟

　　如果紫菜飯捲內放了水分較多的食材，水分便會隨著時間流逝而釋出，導致紫菜飯捲變軟，如果食材有顏色，也很有可能會染到其它食材，只要在擺上食材前先將1/3張海苔鋪在白飯上，就能有效避免紫菜飯捲被食材釋出的水分所影響。

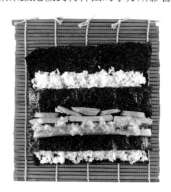

329

怎麼切紫菜飯捲才不會破掉

　　切紫菜飯捲時為了不讓它爆開，我們通常會在刀刃上沾水，可是這樣會導致紫菜飯捲變軟。這時，可以用添加少許白醋的水沾濕抹布，並用抹布擦拭刀面再切，這樣紫菜飯捲不僅不會變軟，也能切得更乾淨俐落。

用沾了白醋水的抹布擦拭刀面。

比紫菜飯捲簡單的花壽司

　　白飯外露的花壽司作法出乎意料地簡單，而且也不需要太多材料，只要熟悉幾個技巧，做起來就會比包紫菜飯捲容易。切下1/4張海苔，只使用3/4張即可。

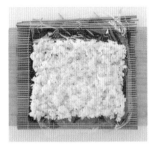

❶整張海苔鋪上薄薄一層白飯，再鋪上保鮮膜以蓋住全部的白飯。

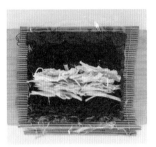

❷翻面並將材料擺到海苔上。

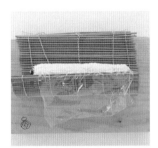

❸一邊拉保鮮膜，一邊將壽司捲起。

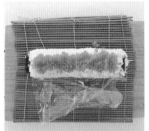

❹用飛魚卵、鮭魚、蝦等食材裝飾整個表面或一部分，再用保鮮膜包起來靜置一會兒。取下保鮮膜後，小心切成適當大小，別讓材料散開。

紫菜飯捲再應用

　　沒吃完的紫菜飯捲，可以裹上蛋液煎成金黃色的紫菜飯捲煎餅。將紫菜飯捲泡在用鹽稍微調味的蛋液中，再放入抹好油的平底鍋內煎至金黃色。也可以先煎一張薄薄的蛋皮，再放上沒切段的完整紫菜飯捲捲起，變身為紫菜飯蛋捲。

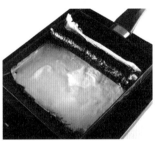

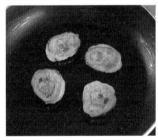

用保鮮膜捏圓形握壽司

　　使用保鮮膜，製作圓形握壽司時即能省下許多時間與功夫。小碗內鋪上保鮮膜，並按照順序擺上材料和白飯，接著再將保鮮膜扭成圓球狀即可。做成圓球狀後靜置一會兒再打開，握壽司會變得更牢固。交替使用3～4張保鮮膜會更省時。

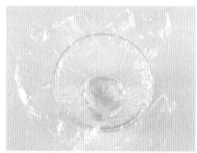

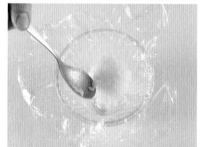

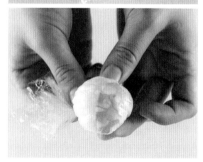

快速做好的圓飯糰

　　用手將剛煮好的白飯捏成圓球狀時，不僅容易燙手，飯粒也會黏在手上，做起來十分不易。這時只要利用玻璃杯，一下子就能將熱騰騰的白飯做成圓球狀。在玻璃杯內放入適量白飯，再用手擋住瓶口搖晃5～6下，馬上就會變成圓球狀。雖然也可以用便當盒將白飯裝得又平又整齊，但是做成圓飯糰看起來更可愛。此方法僅適用於熱騰騰的白飯。

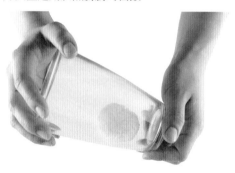

冬天吃的握壽司做甜一點

　　冬天氣溫低又乾燥，白飯容易乾掉，這時最好在壽司醋內多放一些砂糖。砂糖所具備的保濕力，讓我們在冬天也能品嚐到軟硬適中的握壽司。

便當小菜的調味可以鹹一點

　　除了湯料理之外，大部分的食物一旦冷掉，味道就會變得比較淡，尤其是便當的小菜，通常是過了一段時間後才會吃，所以味道往往會變得比較清淡。因此，我會建議便當小菜調味時可以比其它食物重一些，特別是夏天時的便當小菜，味道重一點，也可以避免小菜太快腐壞。夏天時也可以將小型保冰袋一起放入便當內。

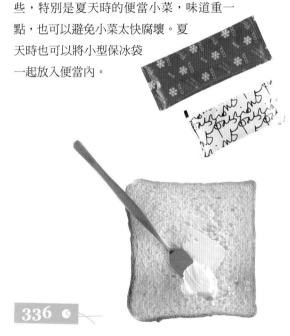

在三明治上塗奶油

　　做三明治時，放材料前會先在吐司上塗些油脂，這是做出美味三明治的必備程序。一般人以為省略這道程序也無所謂，但是唯有塗上油脂的吐司，才不會因為放太久而吸收水分，進而變濕或走味。也就是說，在吐司上塗抹油脂是決定三明治風味的重要關鍵。一般大多使用奶油、美乃滋等佐料當作油脂類。

組合三明治材料

　　組合三明治的吐司與各項食材時，水分多的番茄、小黃瓜、生菜、醬料等材料擺放位置十分重要。接下來，一同來瞭解做出美味三明治的組合技巧。

❶勿將吐司和番茄放在一起。即使吐司有塗奶油，放久了，番茄的水分還是會被吐司吸收。

❷番茄和生菜不疊在一起。這兩種材料沒有特別調味過，一旦疊在一起，味道就會變淡。建議在生菜與番茄中間加入醬料。

❸吐司不碰醬。假如吐司和醬直接接觸，醬會滲入吐司中，變得又濕又軟。

338

切出乾淨又漂亮的三明治

　　吐司中間夾滿食材的三明治固然好吃，但是切開時內餡卻會撒出來，難以切得乾淨又漂亮。這時，只要用爐火把刀面燒熱再切，就能把三明治切得很漂亮。

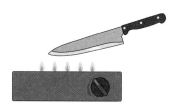

用爐火把刀面燒熱再切。

339

讓久放的吐司變鬆軟

　　讓久放的吐司變得跟新吐司一樣又鬆又軟吧！從新買的吐司袋中抽出1～2片吐司，再將久放的吐司夾在新吐司中間，靜置半天後，久放的吐司就會變得跟新吐司一樣又鬆又軟。原因在於久放的吐司會吸收新吐司的水分。

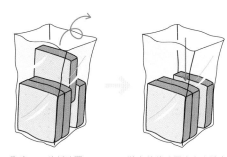

取出1～2片新吐司。　　　　將久放的吐司夾在空隙中。

340

善用切下來的吐司邊

　　我們通常會將吐司邊切下後再做成三明治，切下來的吐司邊不要丟掉，可以加些橄欖油、鹽巴、胡椒粉、帕馬森起司粉攪拌後，放進烤箱，用180℃烤約10分鐘，就會變成美味的小點心。另外也可以加些咖哩粉或肉桂粉。

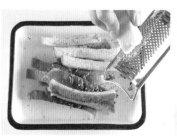
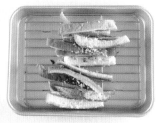

341

讓乾乾的長棍麵包變濕潤

　　沒吃完的長棍麵包一旦放太久，就會變得又乾又硬。這時，如果長棍麵包沒有切開來，可以用濕的廚房紙巾包起來，再用160℃的烤箱烤4～5分鐘，就會變回又鬆又軟的長棍麵包了。這是因為受到烤箱熱氣的影響，廚房紙巾的水分會被吸收到長棍麵包裡的緣故。如果長棍麵包已經切開來了，只要一個一個疊起來，並用濕的廚房紙巾包起來再烤即可。

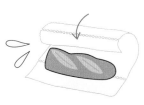
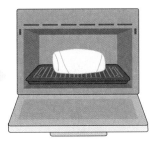

用濕的廚房紙巾包覆長棍麵包。

用160℃的烤箱烤4～5分鐘。

342

裝便當的技巧

　　將白飯和小菜裝入便當盒內時，建議按照以下順序盛裝。

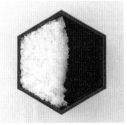

❶裝入適量白飯。

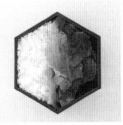

❷沒有隔板的情況下，鋪上葉菜類蔬菜，避免白飯和小菜混在一起。

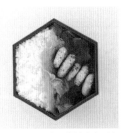

❸主菜排成斜線，營造出上下空間。

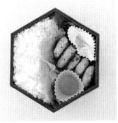

❹沒有湯汁的小菜直接盛裝即可。有湯汁的小菜則可利用鋁箔杯、矽膠杯、紙杯等容器盛裝。

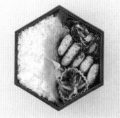

❺為了不讓便當搖來晃去，可利用小番茄或巴西里填補便當之間的空隙。

❻白飯上方撒些日式香鬆點綴一番。

製作造型小點心

　　花點巧思做些花樣，就能讓便當更豐富可口。將小香腸切成薄片串在叉子上，再用切成薄片的小黃瓜和黑芝麻裝飾一下，就能做出魚兒形狀的香腸串。將小香腸斜切成兩半，再以相反方向串在叉子上，就會變成愛心香腸。不只有香腸，雞蛋捲斜切成兩半後反轉一下再合起來，也能變成愛心雞蛋捲，造型小菜特別適合用來裝飾小孩子的便當。

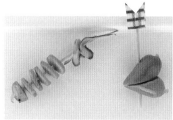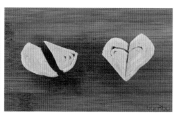

魚兒形狀的香腸串／愛心形狀的香腸串。　　愛心形狀的雞蛋捲。

用旗子做裝飾

　　可愛的小旗子，能為便當帶來截然不同的感覺。把牙籤剪成適當長度，再將火腿、油豆腐、魚板等有厚度且易於刺穿的食材切成旗子形狀串起來；或是將喜愛的花紋列印在紙張上，再剪下來做成旗子也可以。此外，也可以將沒用完的布料、包裝紙、紙膠帶剪成旗幟形狀，用雙面膠帶黏起來，這樣就能做出牢固的旗子。用餐完畢後如果需要用到牙籤，也能緊急派上用場。

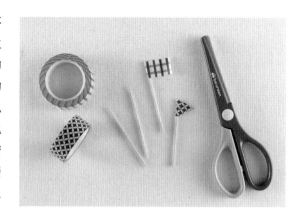

345 🌙

包醬汁的方法

　　將醬汁倒入跟夾鏈袋一樣有厚度的塑膠袋某側角落，再剪掉多餘的袋長，並用繩子綁成漏斗狀就完成了。如果使用的是拋棄式杯子，可以在杯緣貼上雙面膠帶，再蓋上烘焙紙，就能做出可防漏的醬料罐。

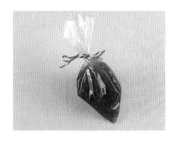 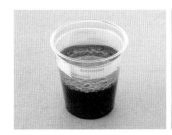 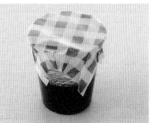

346 🌙

便當的小驚喜

　　便當是傳遞心意的好方法，雖然光是製作便當就是一件充滿心意的事，但為了妥善傳達料理者的誠心誠意，可以在便當盒底放一張便條紙，上面鋪上剪成符合便當盒大小的厚塑膠膜，再裝入白飯和小菜。便當吃完時，便條紙將會成為令人出乎意料的大驚喜。

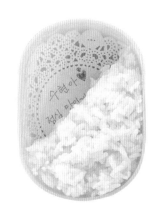

After Cooking

下廚後的清潔收納

─ 料理知識小測驗 ─

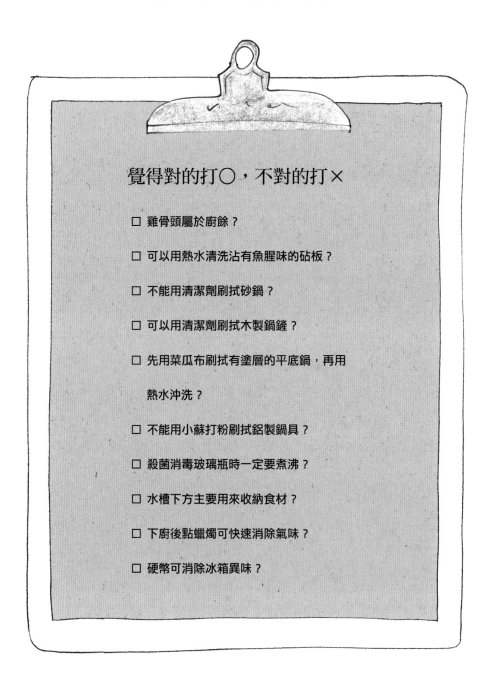

覺得對的打〇，不對的打×

☐ 雞骨頭屬於廚餘？

☐ 可以用熱水清洗沾有魚腥味的砧板？

☐ 不能用清潔劑刷拭砂鍋？

☐ 可以用清潔劑刷拭木製鍋鏟？

☐ 先用菜瓜布刷拭有塗層的平底鍋，再用

熱水沖洗？

☐ 不能用小蘇打粉刷拭鋁製鍋具？

☐ 殺菌消毒玻璃瓶時一定要煮沸？

☐ 水槽下方主要用來收納食材？

☐ 下廚後點蠟燭可快速消除氣味？

☐ 硬幣可消除冰箱異味？

料理知識正確解答

雞骨頭屬於廚餘？ → ⊙ NO

區分廚餘和一般垃圾的基準在於可否用作動物飼料。動物不能吃雞骨，所以雞骨應歸為一般垃圾。儘管有些麻煩，我仍建議將雞骨頭洗淨後晾乾再丟棄。

→ ⊙ NO

可以用熱水清洗沾有魚腥味的砧板？

不能用熱水清洗沾有魚腥味的砧板。熱水會使魚的蛋白質凝固，讓魚腥味滲入砧板內，因此必須用冷水清洗。建議先用冷水清洗乾淨，再倒滾水消毒。處理完肉類食材後也使用相同方式清潔。

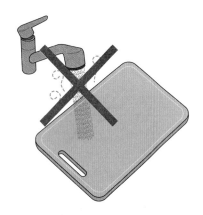

不能用清潔劑刷拭砂鍋？ → ⊙ YES

煮火鍋時經常使用的砂鍋，不能像一般器皿一樣用清潔劑刷拭。原因在於砂鍋上有微小氣孔，一旦用清潔劑清洗，清潔劑便會滲透到這些氣孔內。由於氣孔相當細小，不管用水沖洗幾次也難以將清潔劑釋出，所以一旦用清潔劑洗過的砂鍋來煮火鍋，清潔劑的成分便會流入火鍋內。可以的話，建議利用淘米水來清洗砂鍋，不要用清潔劑。假使因砂鍋太油膩而使用清潔劑刷洗，建議下次料理前先在砂鍋內倒水煮沸後，倒掉熱水，接著再烹煮食物。

可以用清潔劑刷拭木製鍋鏟？ YES

木製鍋鏟也與其它廚具一樣可以用清潔劑刷洗，不過木頭上有微小氣孔，很容易吸收水氣，因此不建議泡水太久，最好盡快沖洗乾淨並晾乾，以避免清潔劑殘留。潮濕的木頭容易發霉或滋生細菌，所以必須經常放在陽光下曝曬、消毒。

NO

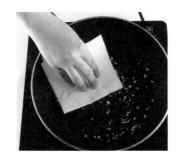

先用菜瓜布刷拭有塗層的平底鍋，再用熱水沖洗？

好好保養平底鍋不讓塗層剝落十分重要，就算有食物沾黏也不建議用菜瓜布刷洗。如果使用菜瓜布，平底鍋會產生刮痕，進而導致塗層剝落，所以刷洗有塗層的平底鍋時，最好撒上粗鹽並加熱鍋子，接著再用廚房紙巾擦拭。

不能用小蘇打粉刷拭鋁製鍋具？ YES

用小蘇打粉刷洗不鏽鋼製的鍋具很有效，但如果刷的是鋁製鍋具，鍋子會變黑。在海綿上沾取清潔劑後刷洗鋁製鍋具，再用醋水沖洗即可。

殺菌消毒玻璃瓶時一定要煮沸？ → NO

　　相較於其它容器，玻璃瓶裝的食品與容器之間不會產生化學反應，所以適合用來長期保存食品。保存果醬、滷汁等食品時，會先將玻璃瓶放到滾水中煮過消毒再使用，不過，光是將滾水倒在玻璃瓶上再搖晃一下，就能充分達到消毒效果。將棉布鋪在瀝水架上，再把玻璃瓶倒過來擺在上面，晾乾後再使用即可。

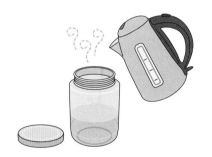
將滾水倒入玻璃瓶內。

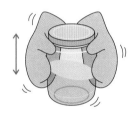
充分搖晃玻璃瓶。

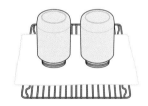
倒過來放在瀝水架上晾乾。

水槽下方主要用來收納食材？ → NO

　　水槽下方用來收納廚具，上方則用來收納食材，較為方便。水槽下方容易受潮，如果用來保存食材，不但食材容易腐壞，拿取也不方便。

下廚後點蠟燭可快速消除氣味？

下廚後廚房內依然會殘留食物的味道，尤其是剛煎完腥味很重的魚，整間廚房都會充斥著魚腥味，難以散去。打開窗戶透氣，味道卻依舊沒有散去時，可以將沾水的毛巾掛在廚房內，或是點燃蠟燭，再用手抓住沾水的毛巾在空中揮個幾下，氣味很快就會消失了。

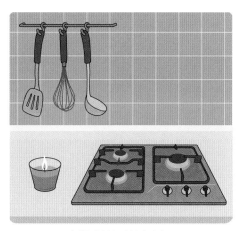

點蠟燭能讓氣味快速消失。

硬幣可消除冰箱異味？ ◦ YES

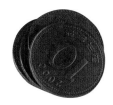

將2～3個硬幣裝在小容器內，再放入冰箱裡，就能消除冰箱內的異味。原因在於硬幣的成分「銅」，具有抗菌、除臭的效果。

下。廚。後

— 洗碗 —

347

挑選洗碗刷具的標準

　　各式各樣的洗碗刷具當中，該選哪種洗碗刷比較好？如果擔心細菌汙染，建議挑選厚度薄的洗碗刷，才能盡快晾乾，同時減少細菌繁殖。最好選擇適合器皿材質與用途的洗碗刷。

　　a. 多功能洗碗刷：又名綠色菜瓜布，通常用來刷洗沾到食物的鍋子或平底鍋邊緣的油漬，使用時會產生刮痕，因此不建議用於不鏽鋼或塑膠產品。另外，它的缺點是不容易起泡，所以必須使用大量清潔劑。

　　b. 壓克力洗碗刷：如果器皿沒有沾到油漬，不用清潔劑也能清洗。因洗碗刷本身具有吸附並分解油漬的功能，所以不用清潔劑也能將器皿清洗乾淨。適用於不鏽鋼鍋或琺瑯塗層製品。不過缺點是，食物沾黏在上面時不易脫落，而且也容易脫線。

　　c. 海綿洗碗刷：質地柔軟，不易刮傷器皿，適合用來刷洗玻璃、陶瓷器、塑膠器皿。

　　d. 不鏽鋼洗碗刷：用來刷洗烤肉、烤魚的烤盤或鐵網時相當有效，但是如果拿來刷有塗層的鍋子或平底鍋，會導致塗層剝落。

清洗時洗碗刷上的鐵砂容易脫落，所以務必用水好好沖洗。

　　e. 網狀洗碗刷：質地柔軟，洗滌力強，不易沾上異物，且能快速晾乾，十分衛生。

　　f. 高科技泡棉洗碗刷：又名魔力擦，只要用水就能清除頑強污漬，不用清潔劑。不過，拿來刷拭有塗層的鍋子或有光澤的鍋面時，會產生刮痕，因此建議偶爾用它來刷除水槽上的頑強污漬即可。

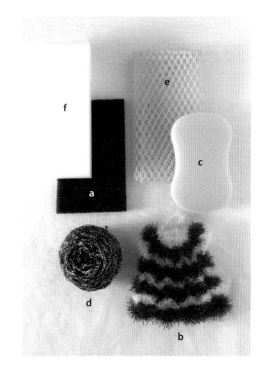

洗碗也有先後順序

　　若能按照順序清洗洗碗籃內的各種鍋碗瓢盆和廚具，就能輕鬆又迅速地把碗洗完。按照順序用洗碗刷清洗大器皿，再洗小器皿，接著將大器皿放在下面，上方疊上小器皿。沖洗時只要打開上方的水龍頭就能沖洗乾淨，省水又省時。

　　也就是說，建議先用沾有清潔劑的菜瓜布刷洗大器皿，沖洗時則先清洗小器皿，這樣才能先將小器皿收到碗盤瀝水架上，讓空間使用更有效率。最後則是先擦碗盤再擦廚具。

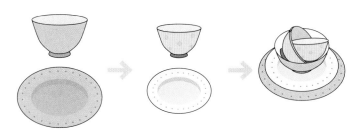

按照順序先刷洗大器皿，再整齊地疊放。

盡量少用洗碗精

　　洗碗時往往會為了洗淨而使用大量清潔劑，但並不是使用大量清潔劑就能洗得越乾淨，有時反而會因為沒有沖洗乾淨，導致肉眼看不到的清潔劑成分殘留在碗盤上，所以盡量少用洗碗精。在有凹槽的器皿內混合洗碗精和溫水並打至起泡，再用洗碗刷沾取泡沫刷洗碗盤，如此一來，用少量洗碗精也能把碗洗乾淨。

不能泡在洗碗槽的東西

　　最好是一吃完東西就馬上洗碗，但有時候會因為懶得洗或太忙而將碗盤泡在洗碗槽內。這時應注意的是，勿浸泡易破裂的玻璃製餐具或是容易傷到人的銳利菜刀等物品。此外，沾有油漬的器皿會污染其它餐具，所以最好也不要浸泡。不得已的情況下，可以先用廚房紙巾將油漬擦掉再浸泡。木製器皿或鍋鏟浸泡太久時，會因為吸收水分而裂開或變形，所以最好也不要浸泡。

如何處理變黑的鍋底

　　利用蘋果內的酸性成分，就能將鍋子的汙垢和焦黑痕跡去除乾淨。在鍋內放入一顆蘋果的果皮和八分滿的水煮沸即可，這個方法尤其適用於煮完咖哩後燒焦的鍋子，再用清潔劑輕輕刷洗煮過的鍋子，毫不費力便能清洗乾淨。

　　假如焦黑痕跡太厚，也可以放些小蘇打粉再煮沸，這個方法也十分有效。小蘇打粉加熱後會分解成水、碳酸鈉和二氧化碳，其中的二氧化碳會跑進燒焦痕跡的縫隙間，讓黏鍋的殘留物浮起。鍋內倒入五分滿的水，並放入3大匙小蘇打粉煮滾，再用小火煮約15分鐘，接著用材質柔軟的洗碗刷輕輕搓拭鍋底，燒焦的痕跡就會脫落了。

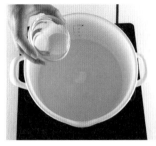

如有燒焦痕跡，可放入小蘇打粉煮滾。

黏鍋的飯粒該如何刮除

　　斜切礦泉水瓶身，再抓住瓶蓋處輕刮泡水的鍋底，就能快速刮起飯粒。此方法僅適用於未塗層的鍋子或砂鍋等廚具。

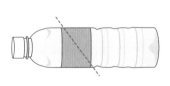
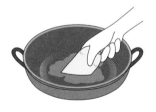

斜切礦泉水瓶身。　　用割開的礦泉水瓶刮除黏鍋的飯粒。

用麵糊處理燒焦的鍋子

　　炸東西時通常會剩下一些麵糊，這時便可以利用剩下的麵糊來刷拭殘留燒焦痕跡的鍋子。用洗碗刷沾取麵糊再搓拭鍋子，燒焦痕跡就會不見了。

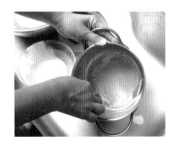

354
擦拭煎魚用的平底鍋

　　煎魚、煎肉的平底鍋油漬不好擦拭時，只要利用橘子皮，就算不用清潔劑也能將鍋子刷乾淨，並能同時去除異味。在沾有魚腥味的鍋內放入橘子皮和水，煮約1分鐘，就能消除魚腥味。

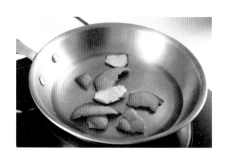

356
用糖水處理泡菜桶的氣味

　　長期用來保存泡菜的泡菜桶不但早已染成赤紅色，就連泡菜味也滲入其中。只要把淘米水倒入泡菜桶內，味道就會消失不見，不過更有效的方法是利用糖水。水和砂糖以2：1的比例混合後，裝滿1/4桶的泡菜桶，然後蓋上蓋子靜置2～3小時，如此一來，顏色和味道就會消退不少。

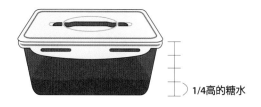

1/4高的糖水

355
沾有蒜味的廚具和手

　　處理完經常用作基本佐料的大蒜後，使用的廚具和手上總會留下大蒜味，這時可以利用檸檬汁或白醋來消除異味。只要用擠完汁的檸檬來搓拭雙手或廚具，或是用添加了少許白醋的水來洗手，或用沾取白醋的抹布來擦拭廚具，異味就會不見了。

357
如何讓玻璃杯閃閃發亮

　　用久的玻璃杯不管再怎麼擦拭，也無法亮潔如初。這時可以切開檸檬並在剖面上沾取粗鹽，用它來搓拭玻璃杯的表面。檸檬的檸檬酸成分可分解頑強汙垢，讓杯子變得跟剛買回來時一樣透明。如果手邊沒有檸檬，可以在海綿上撒些白醋和鹽巴再搓拭杯子，也能達到相同的效果。

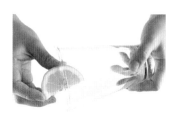

358

清洗有深度的水瓶

　　裝麥茶、綠茶等飲品的水瓶通常都有深度，但瓶口卻很小，難以將手或菜瓜布放入刷洗，就算使用長柄刷也不易刷到邊邊角角。這時，可以把蛋殼弄碎放入水瓶內，倒水後再蓋上瓶蓋搖晃幾下，就連卡在角落的污漬也去除乾淨。

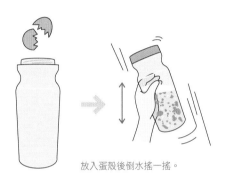

放入蛋殼後倒水搖一搖。

360

如何清除標籤貼紙

　　新買的餐具都會黏貼標籤，雖然貼在不明顯處，但多少會影響美觀。將沾有白醋的脫脂棉放在不好撕的標籤上，10分鐘後再撕掉，就能輕鬆撕去標籤。

359

如何擦拭廚具

　　湯勺、削皮器、打蛋器等廚具用久會失去光澤，就算勤於擦拭看起來也無法亮白。每2～3週就將廚具放入洗碗籃內，倒入每公升加入4大匙小蘇打粉的溫水來浸泡廚具，靜置一晚後隔天早上再清洗，廚具就會乾淨得閃閃發亮。

361

擦亮銀製湯匙筷子

　　太久沒用的銀製湯筷總是會變黑，這時可以將小蘇打粉和水以3：1的比例混合，再用洗碗刷沾一些來搓拭，銀製湯筷就會變得亮晶晶，用熱水沖洗後即可使用。

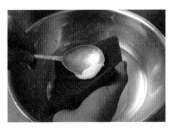

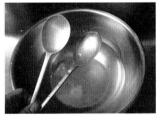

362

將黏在一起的碗盤分開

大家一定都曾有過洗碗洗到一半，疊在一起的碗黏住拔不開的經驗，這時別用蠻力把碗拔開，只要在大桶子內倒入熱水，再放入黏住的碗盤，並將冷水倒在上方碗盤上，碗盤就能分開了。

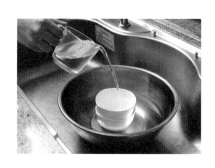

363

用鋁箔紙清洗鐵網

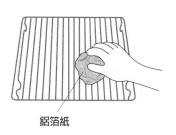

鋁箔紙

烤箱常用的鐵網使用過後，食材容易卡在上面，這時可以將鋁箔紙揉成一團，再來搓拭鐵網上的縫隙，會比用洗碗刷來的易清洗許多。

364

清潔被咖哩染色的密封容器

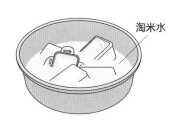

淘米水

沒吃完的咖哩裝在密封容器內保存時，最好使用玻璃或不鏽鋼材質的容器，如果使用的是塑膠製容器，咖哩的顏色和氣味會滲入容器。被咖哩染色的容器可以泡在淘米水內靜置一晚，如此一來，顏色和氣味就會消退不少。

365

用牙刷清洗削皮器和研磨器

用洗碗刷難以將削皮器或研磨器的縫隙刷乾淨，這時可利用洗碗專用的牙刷來刷洗。使用後馬上刷洗，不用使用清潔劑也能刷得乾乾淨淨。

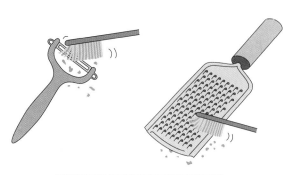

利用廚房專用的牙刷來刷洗削皮器和研磨器。

容易忽略清潔的廚房物品

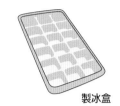

製冰盒

製冰盒：放在冷凍庫的製冰盒是最容易忘記清潔的物品，通常用來把水結成冰，所以大家都認為它很乾淨，可是沒有清洗就直接倒水放入冷凍庫，只會讓製冰盒變得更骯髒。將製冰盒放入大容器內，再倒入可蓋過製冰盒的水量，放入一些白醋，靜置約 2 小時後沖洗乾淨再使用。

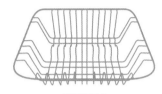

餐具瀝水架

餐具瀝水架：晾乾器皿的餐具瀝水架一週必須清洗一次。刷子沾取清潔劑後刷拭每個角落，再用熱水沖洗。

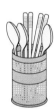

筷子筒

筷子筒：通常用來放置洗好的湯匙和筷子，沒擦乾就直接放入時，汙垢往往會積在底部，使筷子筒變得髒兮兮。可以將筷子筒泡在放有小蘇打粉的水中約 2 小時，再用刷子刷洗每個角落。

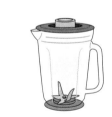

調理機

調理機：食物容易卡在調理機刀片的縫隙間，可裝水至瓶身的 2/3 高，再放入 1 大匙小蘇打粉，然後啟動調理機 3 分鐘，接著把水倒掉再放入乾淨的水，並啟動調理機 3 分鐘，調理機就會變得乾乾淨淨。

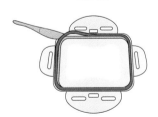

橡膠墊圈

密封容器的橡膠墊圈：將密封容器蓋子上的橡膠墊圈全部拆下來放到熱水裡，再放入檸檬酸 1 大匙，浸泡 1 小時後用牙刷刷洗乾淨。

367

在碗盤淋上熱水

　　一般家庭大部分沒有烘碗機，會使用自然晾乾的瀝水架。想要洗完碗筷後完全瀝乾水分再把餐具收起來，建議洗碗最後再將熱水淋在整個餐具瀝水架上。熱氣蒸發的同時，可縮短晾乾時間，既衛生又有消毒作用，讓人輕鬆不少。

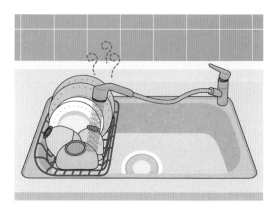

碗盤清潔完畢，最後再將熱水淋在整個瀝水架上。

368

洗碗後如何清潔水槽

　　洗碗後將周遭環境整理一下，然後把小蘇打粉和檸檬酸水（1杯水＋1/2小匙檸檬酸水）淋在排水口處，隔天早上再沖熱水，這樣不但能消除排水口的惡臭味，亦能清除水漬，讓水槽變得乾乾淨淨。要做到這件事並不困難，所以為了衛生著想，應努力養成這個習慣。

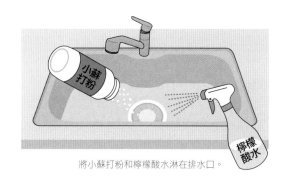

將小蘇打粉和檸檬酸水淋在排水口。

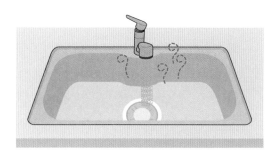

靜置一晚再沖熱水。

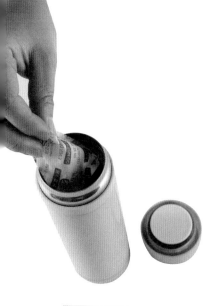

369

去除保溫瓶的氣味

　　偶爾使用的保溫瓶不管洗得再怎麼乾淨，收起來隔一段時間再拿出來使用時，總會散發出一些異味。收集餅乾或海苔內的除臭劑，放到保溫瓶內就能消除氣味。

370

用茶葉消除密封容器異味

　　把泡茶後要丟棄的茶葉放進密封容器或冰箱內，將有助於清除異味。裝過泡菜等味道強勁食物的密封容器，濃厚味道往往揮之不去，只要放入泡茶後剩下的茶葉，再蓋上蓋子翻過來，靜置1～2天左右，密封容器內的氣味便會消失不見。

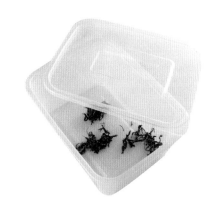

371

不鏽鋼製品變亮的方法

　　只是稍微偷懶一下，不鏽鋼製品就會變黃、失去光澤。讓不鏽鋼製的鍋子或水壺維持乾淨狀態的祕訣就是白醋。把不鏽鋼製品收起來時，只要在抹布上沾取白醋再擦拭一下，日後拿出來使用，就會發現光澤度與之前大不相同。

下。廚。後

清理廚房

372

如何讓水槽變得閃閃發亮

　　用果皮內側搓拭水槽，水槽就會閃閃發亮。此外，沾到油漬的洗碗刷只要和果皮一起搓個幾下，油漬感就會消失不見。果皮具有去除水垢、中和油汙的作用，尤其是水果中的橘子皮和檸檬皮特別有效，而蔬菜中的馬鈴薯皮也有相同效果。沒喝完的碳酸飲料別急著丟掉，可以均勻淋在水槽上，再用海綿刷洗，如此一來，水槽的水垢就會消失得一乾二淨。

373

如何處理排水口水漬

　　別把裝便當小菜時所使用的鋁箔杯或鋁箔紙丟掉，可以清洗乾淨後揉成一團，再放入排水口內。水和金屬反應後所產生的金屬離子，能有效抑制水垢生成。

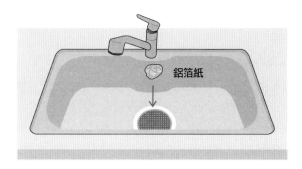

鋁箔紙

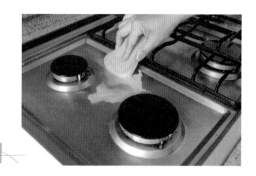

374
清理瓦斯爐上蓋的污漬

儘管有些麻煩,但瓦斯爐上蓋最好一週清洗一次,假如長期置之不理,日後清理會更累人。把瓦斯爐上蓋放入大鍋子內,再倒入可蓋過上蓋的水,放入2大匙小蘇打粉後煮沸。煮開後熄火,靜置2～3小時,再用鋼絲球刷洗,瓦斯爐上蓋就會變得閃閃發亮。

375
清理瓦斯爐上的油漬

用煮義大利麵、麵線等麵條的水,來去除瓦斯爐上的油漬十分有效。用煮麵水浸濕抹布或洗碗刷,再來擦拭瓦斯爐,其中的麵粉將會吸收油漬。在煮麵水冷卻之前清理會更有效。

376
瓦斯爐旁的陳年汙垢

瓦斯爐旁的牆壁、抽油煙機等瓦斯爐附近的陳年油垢不易擦拭,往往讓人吃盡苦頭。這時,可以先用清潔噴霧均勻噴在上面,再攤開薄薄的塑膠袋緊緊貼在上頭,大約靜置1～2小時後,再用濕抹布擦拭,就會變得乾乾淨淨。

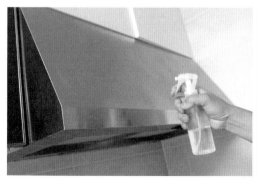

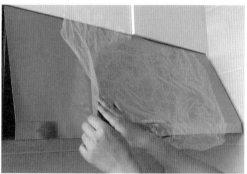

377

去除抽油煙機的油漬

　　抽油煙機上的黏膩油漬，即使使用清潔劑也很難去除，建議在沒有使用瓦斯爐時，將報紙鋪在瓦斯爐上，並在抽油煙機上沾些麵粉靜置2～3小時，再用被熱水浸濕的抹布將麵粉擦去，麵粉會一併吸附油脂，將頑強污垢也帶走。

378

微波爐需定期清理

　　清理微波爐內部時，可以將水倒入耐熱容器中，再滴入少許白醋，接著放進微波爐內加熱2～3分鐘，不用蓋上保鮮膜，加熱後馬上用濕抹布擦拭，受到微波爐內部所產生的濕氣影響，輕輕鬆鬆就能讓微波爐變得乾淨。擦拭後打開微波爐，讓它自然風乾即可。

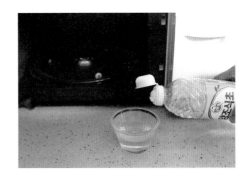

379

清潔電子鍋的方式

　　多數人通常沒有定期清理每天使用的電子鍋，除了認為它是電器產品不能碰水外，也因為鍋蓋總是蓋著而忘了清理。用不乾淨的電子鍋煮飯，白飯會有異味。為了吃到美味的白飯，就必須把電子鍋清理乾淨。

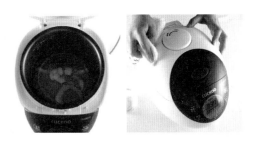

　　清理電子鍋時，把水裝到電子鍋的五分滿，再放入兩顆馬鈴薯分量的馬鈴薯皮，按下炊飯鍵，大約加熱10分鐘後沖一沖，並用抹布擦拭每個角落，電子鍋就會變得乾乾淨淨。此外，由於電子鍋經常開開關關，所以手碰觸的地方常常會有頑強汙垢，可以在抹布上沾一些沙拉油，然後輕輕擦拭，不但能擦掉汙垢，電子鍋也會變得閃閃發亮。千萬別忘了美味白飯來自於乾淨的電子鍋。

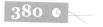

分辨廚餘和一般垃圾的不同

　　廚餘大部分會被回收用作飼料、堆肥或沼氣。回收再利用的過程中,如果廚餘不易分解或是導致設備故障,將會被分類為一般垃圾。以下皆為食物中所使用的食材,認識一下有哪些食物殘渣被歸類為一般垃圾,有助於確實做好分類工作。

被歸為一般垃圾的食物殘渣

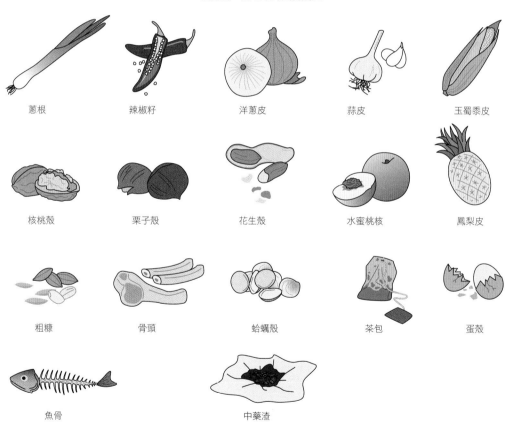

蔥根	辣椒籽	洋蔥皮	蒜皮	玉蜀黍皮
核桃殼	栗子殼	花生殼	水蜜桃核	鳳梨皮
粗糠	骨頭	蛤蠣殼	茶包	蛋殼
魚骨	中藥渣			

381 🌙
如何處理令人傷腦筋的廢油

用來製作炸物的剩油很難處理，如果有準備廢油桶最好，沒有時也可以利用報紙吸油，再當作一般垃圾丟掉。不過最重要的是，使用適量的油，減少丟棄量。

383 🌙
將廚餘冷凍起來

把味道難聞的廚餘放到冷凍庫冷凍起來，就不會產生味道，保存上會更乾淨。不過，廚餘放進冷凍庫前必須先瀝乾水分，然後牢牢封住袋子開口再冷凍。

382 🌙
減低廚餘味道

只要在廚餘垃圾袋底部放1大匙小蘇打粉，就能減輕廚餘的異味。不過，最理想的方法是盡快把廚餘丟掉，如果沒辦法即時丟棄時，就利用小蘇打粉吧。

384 🌙
消滅垃圾桶旁的果蠅

一到夏天就會聚集在垃圾桶四周的果蠅並不討人喜歡，若要等到垃圾袋全部裝滿又很花時間，這時可以將白醋和水以1：1的比例混合，再裝到噴霧器內，噴在垃圾桶內和垃圾桶附近，就可以消滅果蠅。

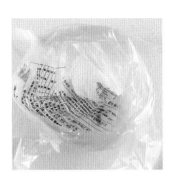

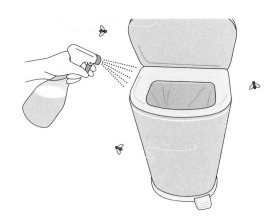

385 ◑

主婦夢寐以求的潔白抹布

　　抹布是廚房的必備品，保持清潔乾淨非常重要。不過每天水煮消毒抹布太麻煩，建議兩天使用一塊抹布，再將用過的抹布收集起來每週煮一次。煮抹布時先用肥皂搓出泡沫，再搓洗抹布。倒入可蓋過抹布的水量，放入各1小匙的小蘇打粉和過碳酸鈉，並同時放入沸石煮約15分鐘。沸石指的是為了防止液體突然煮沸而添加的瓷器或石塊。用水沖洗煮過的抹布3～4次後，晾乾收納。別急著把煮抹布的水倒掉，可以用它來清理排水口。

386 ◑

夏天的抹布清潔法

　　夏天時，最好隨時把抹布搓洗乾淨並晾乾，若是把抹布收集起來再煮過，反而容易滋生細菌。把濕抹布放進塑膠袋內，再放入少許小蘇打粉和廚房清潔劑，以及1/2杯水，輕輕將塑膠袋口綁起來，用微波爐加熱3～4分鐘，沖洗數次後放在通風處晾乾，這樣就有乾淨的抹布可以用了。

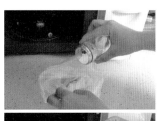
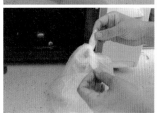

387 ◑

洗碗籃也要清洗

　　多數家庭的水槽都會放置大的洗碗籃，把要洗的東西放在裡面接水清洗。洗碗時通常沒有清洗洗碗籃，但其底部因碰水也會積水垢和發霉，所以也要記得清洗。洗完碗之後，別忘了用菜瓜布刷洗洗碗籃的裡裡外外。

388 ◑

別忘了消毒菜瓜布

　　大家都知道抹布要經常保持乾淨，卻常常忘了菜瓜布，然而菜瓜布的清潔工作也跟抹布一樣重要。由於菜瓜布會直接接觸餐具，又經常會被水弄濕，因此容易造成細菌繁殖。即使菜瓜布沒有很破、很舊，也要定期更換，並且養成洗完碗之後用熱水暫時泡一下再把水分完全瀝乾的習慣。煮完抹布後，也可以用煮抹布的水來浸泡並沖洗菜瓜布。

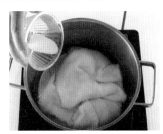

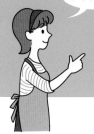

天然清潔劑
三劍客

雖然天然清潔劑的清潔效果沒有化學清潔劑強，但優點是安全、讓人放心，多用幾次後會發現，它的清潔效果比想像中還要厲害。接著一起來認識最具代表性的天然清潔劑三劍客——檸檬酸、小蘇打粉、氧系漂白劑。

檸檬酸

沒有檸檬酸時可用白醋代替。它能溶解水垢並抑制細菌繁殖，因此適合用來清除電子鍋或家電產品等物品上的頑強汙垢。不過，檸檬酸跟漂白水等氯系清潔劑一起使用時會產生氯氣，十分危險，應當多加注意。使用後務必要沖洗乾淨。

小蘇打粉

從礦物質天然鹼中取得的弱鹼性成分。原本是製作麵包或餅乾時來中和材料的酸性成分，幫助成品膨脹。近來因為它具有殺菌、除臭效果，因此被廣泛用作於天然清潔劑。小蘇打粉屬於鹼性物質，若用於金屬、大理石等有光澤的產品上，會導致腐蝕，務必多加留意。建議最好使用食用級的小蘇打粉，且要沖洗乾淨。

氧系漂白劑

又稱為過碳酸鈉。遇水會產生氧氣，而產生的氧氣能進一步分解色斑。與檸檬酸相同，若是與氯系清潔劑一起使用會產生氯氣，十分危險。

方便好用的自製天然清潔劑

檸檬酸水

最基本的天然清潔方法是先用小蘇打粉刷洗乾淨，再用檸檬酸水沖洗。將 1/2 小匙的檸檬酸溶於 1 杯水中再使用。如果沒有檸檬酸，也可以在 1 杯水中添加 1 小匙的白醋。建議將檸檬酸水裝入噴霧瓶中，清潔完冰箱表面、玻璃瓶或砧板等物品，最後再用檸檬酸水進行收尾工作。

小蘇打粉漿糊

在小蘇打粉中加一些水，製成漿糊狀，此方法的清潔效果遠比將小蘇打粉溶於水中要來得厲害。以每 2 大匙小蘇打粉混合 1 大匙水的比例來製作小蘇打粉漿糊，待兩者變成黏稠狀時再沾在海綿上，均勻塗抹在水槽或瓦斯爐上，過一段時間後再用抹布擦掉。

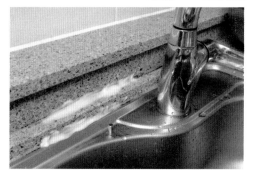

漂白漿糊

混合 2 大匙小蘇打粉和 2 大匙氧系漂白劑，再放一些水，製成漿糊狀。由於加水後會產生氧氣，因此不建議事先調配，最好現做現用。用在沾有水漬的玻璃杯或是有污痕的抹布上十分有效。塗在水槽排水口上靜置 1 小時，再用水洗掉，連黴菌也能去除的清潔溜溜。

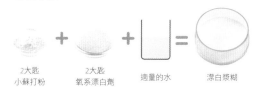

2大匙 小蘇打粉　＋　2大匙 氧系漂白劑　＋　適量的水　＝　漂白漿糊

下。廚。後

收納技巧

389

流理台收納原理

收納流理台時，只要遵循「把物品收納在靠近使用地點的地方」的原理即可。

a. 流理台的水槽下方，主要收納碟子、湯碗等用水時會使用到的廚具。

b. 靠近瓦斯爐的流理台下方，收納湯鍋、平底鍋等用火時會使用到的廚具。

c. 醬油、沙拉油、調味料等常溫保存的調味料，要放在流理台上方，使用時拿取方便。如果放在流理台下方，使用時流理台的門容易胖到腳，又必須時常彎腰，相當不方便。

d. 流理台的抽屜內用隔板分區收納湯匙、筷子、叉子、剪刀、打蛋器等廚具，以及抹布、保鮮膜等物品。

e. 其它廚具和儲存容器放在角落的收納櫃，需要時再拿出來使用。

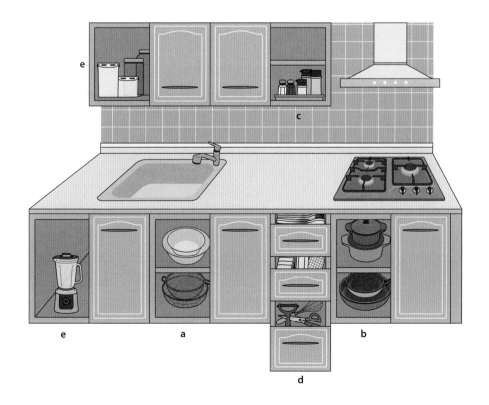

390 ☾

調味料罐放在托盤上

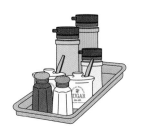

　　常溫保存的調味料通常會放在流理台上方，方便做菜時使用。
為避免弄髒，一般會在下方鋪紙，但是比起鋪紙，收納時如果能把
調味料罐擺在托盤上，拿取時會更方便，清理流理台時也可以省下
一一拿出調味罐再放回去的麻煩事。

391 ☾

如何有效使用流理台抽屜

　　流理台一般都有三層抽屜，若想確實做好流理台的收納工作，就要妥善使用三層抽屜。第一
格和第二格抽屜的高度差不多，最下層的抽屜高度最高，建議第一格抽屜擺放湯匙、筷子、茶匙
等每天都要使用的餐具，並利用可劃分空間的隔板或盒子加以整理。第二格抽屜擺放抹布、保鮮
膜、鋁箔紙等物品。高度最高的第三格抽屜建議擺放體積大的湯勺、飯勺、打蛋器、研磨器等廚
具會比較方便。

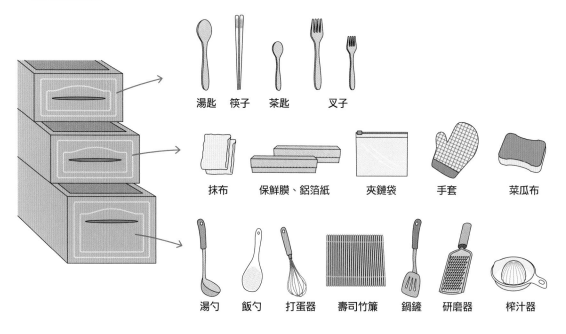

392 🕐

如何收納餐具收納櫃

a. 不常使用的玻璃杯、紅酒杯等較輕的餐具放在高於頭部的位置。

b. 美觀的餐具放在與視線齊平的位置。

c. 經常使用的器皿放在胸前的高度。

d. 為方便一次取出，將每天使用的馬克杯、茶杯、小碟子等器皿收納在托盤上。

e. 小型餐具另外收在盒子裡，或是劃分空間收在抽屜內。

f. 火鍋爐具、砂鍋等又大又重的餐具放在最下方。

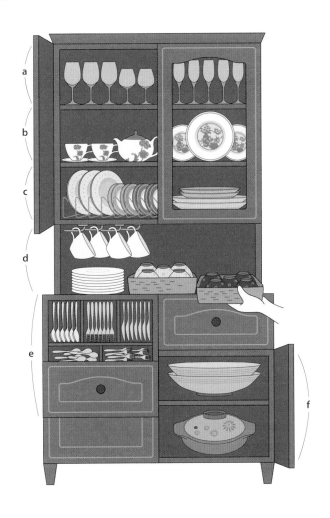

冰箱收納原理

　　冷藏室和冷凍庫的收納方式有些許差異。為了讓冷空氣對流順暢，冷藏室必須預留空間，最好不要裝超過七分滿。不過，冷凍庫的門開開關關時容易導致溫度上升、冷凍效率下降，因此打開冷凍庫時為了不讓外面空氣跑進去，裝到九分滿最理想。

a. 將麵粉、五穀粉等粉狀食品放入冷凍庫專用的透明密封容器內，再貼上標籤，收納在冷凍庫的門上面。

b. 將沒吃完的冷凍食品密封起來，並用夾子夾住，存放在冷凍庫的門下方。

c. 魚肉類放入透明的密封容器內，存放在冷藏室最下方的抽屜櫃。若要冷凍，建議先分成單次用量再保存。

d. 整理每餐都要吃的小菜並放在托盤上，就不用每次拿來拿去，也能減少開冰箱的次數，避免浪費電。

e. 將沒煮完的零星蔬菜放在大型透明收納容器內，需要時方便拿取。

f. 放入適合冰箱隔層板大小的硬紙箱，劃分好空間再來存放蔬菜，以便確認所剩蔬菜。

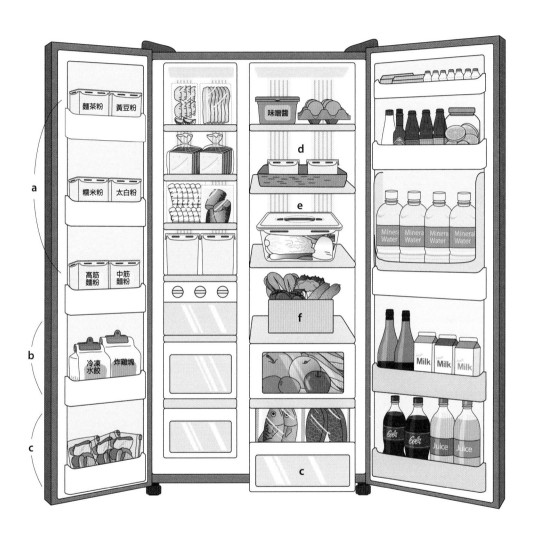

394 ◐

冰箱門層架鋪上紙

　　隨時都會用到的醬汁和調味料，建議
收納在冰箱門的層架上。不過瓶蓋開開關
關時容易會撒出來，為了避免弄髒冰箱，
最好在冰箱層架上鋪紙。儘管事先做好預
防措施有些麻煩，但至少比弄髒後再清洗
來得方便。

396 ◐

如何去除冰箱異味

　　a. 在玻璃瓶或小盒子內放一杯小蘇打
粉，再用棉布蓋住瓶口，放在冰箱的角落
就能去除異味，每三個月更換一次。用過
的小蘇打粉還可以拿來清洗流理台。

　　b. 將 2 ～ 3 個十元硬幣裝進小容器
內，再放到冰箱裡。硬幣的成分「銅」具
有殺菌、除臭的效果。

　　c. 將沒喝完的燒酒放入冰箱內，不用
蓋上瓶蓋，此方法具有去除異味的效果。
用燒酒浸濕抹布，再擦拭冰箱內部，也是
不錯的辦法。

395 ◐

一次性調味料集中收放

　　沒有用到的披薩、炸雞等外送食物附贈的調
味料，把它們整齊地收在冰箱門層架上。立起來
放在小盒子裡，出門露營或包便當時就能有效利
用這些調味料。

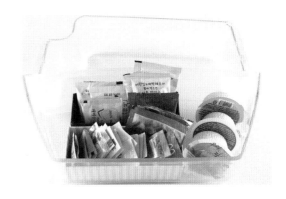

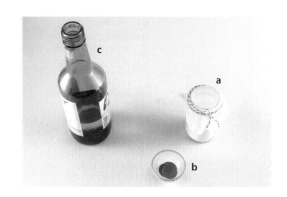

冰箱蔬菜櫃

　　每種蔬菜的形狀和長度都不一樣,保存時最好把形狀相似的放在一起。由於雜質或泥土可能會掉在底部,所以若能鋪上白紙,清理時會方便許多。建議將購物袋往內摺起來,或是剪成合乎蔬菜櫃的高度,把空間劃分好再整理。

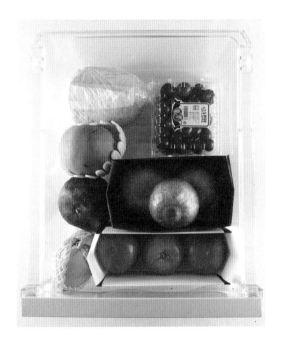

冰箱的基本使用規則

　　為了有效利用冰箱,必須遵守幾項基本規則。不一定要死守這些規則,但若能掌握它們,對生活會很有幫助。以下規則能讓冰箱變成豐富生活的寶藏。

　　1.冷藏室溫度維持在 4℃以下。

　　2.拆掉外包裝再保存。

　　3.冰箱不要打開太久。

　　4.再忙也不要立即將熱食或熱食材放入冰箱。

　　5.水果洗完後擦乾水分再放到冰箱裡。

回收再利用,寶特瓶當調味料罐

　　內容物用完後,剩下的空寶特瓶可以當作調味料罐回收再利用。若想撕掉黏在寶特瓶上的標籤,且不留下任何痕跡,可以在乾抹布的邊角上沾些沙拉油,反覆搓拭幾下,標籤就會脫落了。

塑膠袋摺成1/10
的大小再收納

我們通常會隨手把裝東西的塑膠袋揉成一團收起來，但這麼做會讓塑膠袋的體積變大，不易保存。一有塑膠袋就摺起來放到盒子裡，就能讓塑膠袋的體積縮成1/10，上手後會發現這並非難事。

如圖所示，沿著虛線摺起收納。

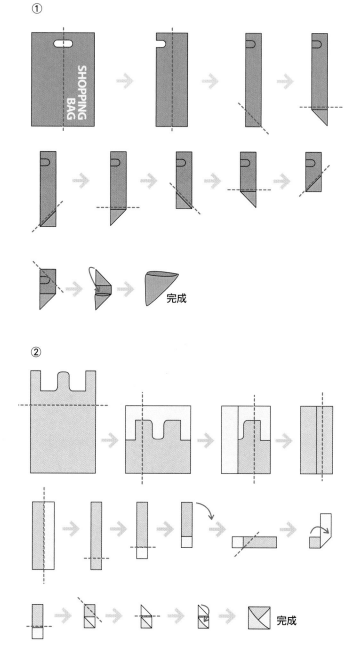

①

②

完成

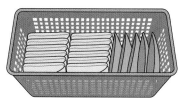

收得整整齊齊

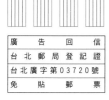

采實文化 采實文化事業有限公司
ACME PUBLISHING

104台北市中山區建國北路二段92號9樓

采實文化讀者服務部　收

讀者服務專線：02-2518-5198

美味的技巧，都藏在這些細節裡！

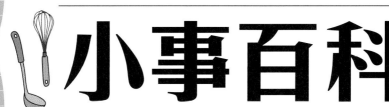

廚房裡最重要的

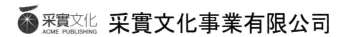

小事百科

正確洗菜、醃肉、燉湯、蒸蛋、煎魚，
400個讓廚藝升級、精準做菜的家事技巧

生活樹

廚房裡最重要的小事百科

讀者資料（本資料只供出版社內部建檔及寄送必要書訊使用）：

1. 姓名：

2. 性別：□男　□女

3. 出生年月日：民國　　　　年　　　　月　　　　日（年齡：　　　歲）

4. 教育程度：□大學以上　□大學　□專科　□高中（職）　□國中　□國小以下（含國小）

5. 聯絡地址：

6. 聯絡電話：

7. 電子郵件信箱：

8. 是否願意收到出版物相關資料：□願意　□不願意

購書資訊：

1. 您在哪裡購買本書？□金石堂（含金石堂網路書店）　□誠品　□何嘉仁　□博客來
　□墊腳石　□其他：＿＿＿＿＿＿＿＿＿＿＿＿＿＿＿＿＿（請寫書店名稱）

2. 購買本書日期是？＿＿＿＿＿年＿＿＿＿＿月＿＿＿＿＿日

3. 您從哪裡得到這本書的相關訊息？□報紙廣告　□雜誌　□電視　□廣播　□親朋好友告知
　□逛書店看到　□別人送的　□網路上看到

4. 什麼原因讓你購買本書？□喜歡下廚　□學習新知　□被書名吸引才買的　□封面吸引人
　□內容好，想買回去做做看　□其他：＿＿＿＿＿＿＿＿＿＿＿＿＿＿＿（請寫原因）

5. 看過書以後，您覺得本書的內容：□很好　□普通　□差強人意　□應再加強　□不夠充實
　□很差　□令人失望

6. 對這本書的整體包裝設計，您覺得：□都很好　□封面吸引人，但內頁編排有待加強
　□封面不夠吸引人，內頁編排很棒　□封面和內頁編排都有待加強　□封面和內頁編排都很差

寄回函，抽好禮

即日起，寄回讀者回函，就有機會得到精美獎品

活動截止日期：2016/9/30（郵戳為憑）
得獎名單公布：2016/10/7
公布於采實粉絲團：
https://www.facebook.com/acmebook

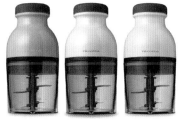

recolte日本麗克特Quatre時尚小型調理機

- 日本設計，適合小家庭和單身客層使用。
- 時尚小型調理機，輕巧小型，配件皆可拆卸清潔。
- 四枚刃鋒利刀頭，可輕易切碎食材，也能打碎冰塊。
- 調理杯採用最新Tritan材質，BPA-free安心無虞。
- 簡單組裝，按壓開關即可使用，具安全鎖裝置，使用更安心。
- 可輕易製作寶寶副食品、各式調味佐料、切碎生肉及冰沙等。
- 附贈43道精緻調理食譜。

限量 **2** 名
市價2690（顏色隨機出貨）

本體尺寸：約112長x112寬x231高（mm）
本體重量（含配件）：1070g
功率：200W
電壓：110V/60Hz

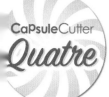
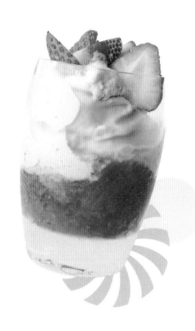
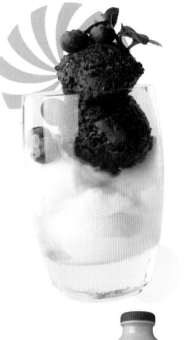
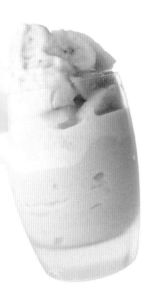
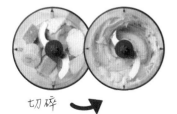
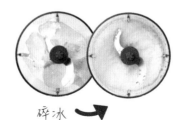

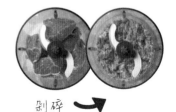
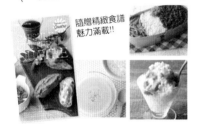

生活樹系列 036

廚房裡最重要的小事百科
살림의 기술

作　　　者	龍東姬
譯　　　者	林育帆
總　編　輯	何玉美
副總編輯	陳永芬
主　　　編	紀欣怡
封面設計	萬亞雰
內文排版	菩薩蠻數位文化有限公司

出版發行	采實出版集團
行銷企劃	黃文慧・鍾惠鈞
業務發行	張世明・楊筱薔・鍾承達・李韶婕
會計行政	王雅蕙・李韶婉
法律顧問	第一國際法律事務所　余淑杏律師
電子信箱	acme@acmebook.com.tw
采實粉絲團	http://www.facebook.com/acmebook

Ｉ Ｓ Ｂ Ｎ	978-986-93181-3-6
定　　　價	420 元
初版一刷	2016 年 7 月
劃撥帳號	50148859
劃撥戶名	采實文化事業股份有限公司
	104 台北市中山區建國北路二段 92 號 9 樓
	電話：(02)2518-5198
	傳真：(02)2518-2098

國家圖書館出版品預行編目資料

廚房裡最重要的小事百科 / 龍東姬作；林育帆譯. --
初版 . -- 臺北市：采實文化，2016.07
　　面；　公分 . -- (生活樹系列；36)
ISBN 978-986-93181-3-6(平裝)

1. 食物 2. 烹飪

411.3　　　　　　　　　　　105008721

살림의 기술
Technique of cooking
Copyright © 2015 by Yong Donghee
All rights reserved.
Originally Korean edition published by DONGHAKSA PUBLISHING Co.
The Chinese(complex) Language edition © 2016 by Acme Publishing Co., Ltd.
The Chinese(complex) translation rights arranged with DONGHAKSA PUBLISHING Co.
through M.J. Agency.

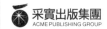

版權所有，未經同意不得
重製、轉載、翻印